Nils Greve, Margret Osterfeld
und Barbara Diekmann

Umgang mit Psychopharmaka

BALANCE **ratgeber**

Nils Greve, Margret Osterfeld und Barbara Diekmann:
Umgang mit Psychopharmaka.

4., aktualisierte Auflage 2013
ISBN-Print: 978-3-86739-068-2
ISBN-PDF: 978-3-86739-748-3

Bibliografische Information der Deutschen Nationalbibliothek
Die Deutsche Nationalbibliothek verzeichnet diese Publikation in der Deutschen Nationalbibliografie; detaillierte bibliografische Daten sind im Internet unter http://dnb.ddb.de abrufbar.

Die Handelsnamen der besprochenen Medikamente sind mit dem Zeichen ® gekennzeichnet. Aus dem Fehlen dieser Kennzeichnung darf aber nicht auf die freie Verwendbarkeit eines Medikamentennamens geschlossen werden, es kann sich um gesetzlich geschützte Warenzeichen handeln, die nicht ohne weiteres benutzt werden dürfen.
Bei allen Angaben über Indikationen, Kontraindikationen, erwünschte und unerwünschte Wirkungen, Dosierungsanweisungen und Applikationsformen haben die Autoren sich um äußerste Sorgfalt bemüht.
Verlag und Autoren können aber für diese Angaben keine Gewähr übernehmen.
Derartige Angaben müssen vom jeweiligen Anwender im Einzelfall auf ihre Richtigkeit überprüft werden. Bitte lesen Sie dazu den Beipackzettel und fragen Sie Ihre Ärztin oder Ihren Arzt.

Originalausgabe im Psychiatrie-Verlag, Bonn 2005
Umschlagkonzeption: GRAFIKSCHMITZ, Köln, unter Verwendung einer Montage von Petra Nyenhuis, Bonn
Typografie, Illustrationen und Satz: Iga Bielejec, Nierstein
Druck und Bindung: AZ Druck und Datentechnik GmbH, Kempten
Zum Schutz von Umwelt und Ressourcen wurde für dieses Buch FSC®-zertifiziertes Papier verwendet:

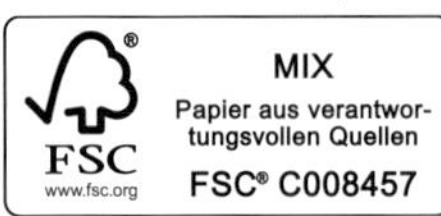

Änderungen, Ergänzungen und aktuelle Informationen können Sie auf www.balance-verlag.de/buecher/detail/book-detail/umgang-mit-psychopharmaka unter der Rubrik Zusatzmaterialien herunterladen. Das Passwort lautet *aktuell*.

* Im Glossar werden alle mit * versehenen Begriffe erklärt.

Liebe Leserin, lieber Leser,
gestatten Sie, dass wir uns Ihnen zunächst vorstellen: Wir sind Fachärzte für Psychiatrie und Psychotherapie, die seit vielen Jahren in Klinik- und Gemeindepsychiatrie tätig sind und dort Menschen mit akuten und mit lang andauernden psychischen Störungen* und Problemen, deren Angehörigen sowie professionellen Helfern aller Berufsgruppen begegnen.

Uns ist immer wieder aufgefallen, dass diese Personenkreise über die von uns verordneten Medikamente teilweise gar nicht, lückenhaft oder sogar falsch informiert waren. Deswegen haben wir uns entschlossen, gemeinsam dieses Buch zu schreiben. Es wendet sich in erster Linie an Patienten und ihre Angehörigen, soll aber auch für Fachleute lesbar und informativ sein.

Wir haben deshalb großen Wert darauf gelegt, uns so verständlich wie möglich auszudrücken. Trotzdem haben wir Fachausdrücke verwendet, um komplizierte Sachverhalte kurz und eindeutig beschreiben zu können und um Ihnen Zugang zum Fachvokabular der Ärzte zu verschaffen, mit denen Sie zu tun haben. Solche Fachwörter sind im Text mit einem Sternchen (*) markiert und werden im Glossar am Ende des Buches erläutert.

Mit einer Reihe von Begriffen hatten wir allerdings unsere liebe Not, weil sie zwar eingeführt sind, aber Vorstellungen beinhalten, die wir nicht teilen. Dies trifft zunächst schon auf das Wort »Behandlung« zu. Es legt die Sichtweise nahe, dass Ärzte ihre Patienten mit Medikamenten »be-handeln«. Wir bevorzugen dagegen die Idee, dass Ärzte (als ausgebildete Experten für alle allgemeinen Fragen) und Patienten (als Experten für ihr persönliches Erleben und ihre persönlichen Wünsche und Ziele) miteinander »ver-handeln«, welches Medikament der beste Weg ist. Wir versuchen diese Haltung in unserer alltäglichen Arbeit so weit wie möglich umzusetzen und haben sie im Kapitel »*Selbstbewusster Umgang mit Ärzten und Medikamenten*« dargestellt. Im Interesse einer leichteren Lesbarkeit bleiben wir aber in diesem Buch bei dem traditionellen Sprachgebrauch der »Behandlung« mit Medikamenten.

Als ähnlich problematisch empfinden wir die Begriffe »Krankheit« und »Störung«. Während die Psychiater früher – wie alle Ärzte – von »Krankheiten« sprachen, hat sich in den offiziellen Diagnoseschlüsseln inzwischen die »Störung« als Bezeichnung durchgesetzt. Beide Begriffe legen nahe, dass es sich um abnorme Zustände handelt, die so weit wie möglich beseitigt werden müssen. Sie vernachlässigen unserer Meinung nach einen Aspekt, der – in unterschiedlichem Maße – bei den meisten seelischen Ausnahmezuständen eine wichtige Rolle spielt: Sie können auch als »ungewöhnliche Lebensentwicklungen« oder als »versuchte Problemlösungen« aufgefasst werden, die mit Krisen und Leiden verbunden sind. Sie bedürfen deswegen einer Hilfe, die die Betroffenen in der Suche nach neuen Wegen unterstützt, die mehr ihren Bedürfnissen entsprechen bzw. ihr Leiden lindern.

Allerdings spielen solche Überlegungen für den Einsatz von Medikamenten eine untergeordnete Rolle: Psychopharmaka beeinflussen jeweils bestimmte Zielsymptome und Zielsyndrome*, ihre Wirkung ist weitgehend unabhängig von dem Stellenwert der Symptome im Leben der Menschen, die sie einnehmen. Psychopharmaka können somit keine Krankheiten »heilen«, also nicht ihre Ursachen beheben wie z. B. Antibiotika, die schädliche Bakterien beseitigen. Sie können lediglich die Beschwerden beeinflussen, die bei seelischen Krisen oder länger dauernden seelischen Störungen auftreten. Diese begrenzte Wirkung ist aber für sehr viele Menschen eine große Hilfe und wird darum in der Psychiatrie – und weit über unser Fachgebiet hinaus – breit genutzt.

Für die meisten psychiatrischen Hilfen, z.B. für Psychotherapie, Rehabilitation, Sozio- und Ergotherapie, macht das Grundverständnis psychischer Störungen dagegen einen großen Unterschied, der sich auf den Einsatz von Psychopharmaka erheblich auswirken kann. Als Beispiele seien die Behandlung akuter Psychosen* in »Soteria*«-Einrichtungen oder die »bedürfnisangepasste Behandlung*« in vielen skandinavischen Regionen genannt.

Im Rahmen eines Ratgebers können wir auf diese Zusammenhänge allerdings nicht näher eingehen. Wir geben Ihnen hier Informationen über Psychopharmaka unabhängig von den Rahmenbedingungen, in denen sie eingesetzt werden. Damit wollen wir aber keineswegs den Eindruck erwecken, Medikamente seien der Königsweg oder gar die einzige Methode psychiatrischer Therapie! Zwar sind sie in vielen Fällen unverzichtbarer Bestandteil der heute möglichen Hilfen, aber sie entfalten ihre Wirkung erst zusammen mit den genannten anderen Therapieverfahren und können sie keinesfalls ersetzen.

Wir geben Ihnen zunächst allgemeine Hinweise zur »*Praktischen Handhabung von Medikamenten*« sowie einen Überblick über »*Nicht-medikamentöse Hilfen*« und »*Medizinische Behandlungsverfahren*« in der Psychiatrie, bevor wir zur Darstellung der einzelnen Medikamente kommen.

Zwischen dem Ehrgeiz, so umfassend und genau wie möglich zu informieren, und dem begrenzten Umfang eines Ratgebers mussten Kompromisse geschlossen werden. Dazu gehört die Beschränkung ausführlicher Beschreibungen auf vier Gruppen der Psychopharmaka, die einen großen Teil der heute gängigen medikamentösen Behandlung in der Psychiatrie ausmachen: *»Antidepressiva«*, *»Phasenprophylaktika«*, *»Neuroleptika«* sowie *»Tranquilizer und Hypnotika«*.

Wir haben uns bemüht, diese Psychopharmakagruppen nach einem einheitlichen Schema vorzustellen. Soweit erforderlich, stellen wir Beschreibungen von Zielsyndromen* sowie eine knappe Darstellung der biochemischen Wirkmechanismen voran, bevor wir zunächst die erwünschten, dann die unerwünschten Wirkungen beschreiben. Danach geben wir Hinweise zur praktischen Handhabung (Einnahmezeiträume, Dosierungen usw.) bei der Behandlung akuter Störungen, bei der Vorbeugung sowie beim Reduzieren und Absetzen. Die einzelnen Substanzen stellen wir jeweils im Anschluss an die allgemeine Beschreibung der Medikamentengruppe genauer vor. Sie finden dort Hinweise zur Einordnung der Substanz, zu den im Handel erhältlichen Darreichungsformen und zu Besonderheiten, wie speziellen Indikationen* oder unerwünschten Wirkungen.

Nach diesen vier ausführlichen Kapiteln stellen wir Ihnen im Überblick *»Medikamente zur Entgiftung und Entwöhnung«*, die bei Sucht und Abhängigkeit eingesetzt werden, sowie *»Medikamente gegen Aufmerksamkeitsdefizitstörungen«* vor. In eigenen Kapiteln geben wir außerdem *»Informationen für Schwangere und stillende Mütter«* sowie über *»Psychopharmaka im Alter«*.

Natürlich waren trotz unseres alltäglichen Wissens umfangreiche Recherchen in der Fachliteratur erforderlich, um Ihnen aktuelle und korrekte Darstellungen der heute verwendeten Psychopharmaka geben zu können. Uns ist durch diese Recherchen wieder einmal bewusst geworden, dass der wissenschaftliche Boden, auf dem wir Psychiater uns bewegen, nicht so fest und verlässlich ist, wie wir es uns wünschen würden. Unserem Umgang mit Medikamenten liegen zum Teil lieb gewordene Denk- und Verordnungsgewohnheiten zugrunde, die nicht immer einwandfrei durch wissenschaftliche Studien untermauert sind. Stattdessen erreicht uns eine Fülle werbender Informationen, die uns die überlegene Wirksamkeit oder Nebenwirkungsarmut neuer Substanzen oder zusätzliche Indikationen* lange bekannter Medikamente darlegen sollen. Das gilt vor allem für die atypischen* Neuroleptika und die Phasenprophylaktika. In solchen Fällen ist es schwer, die Spreu vom Weizen zu trennen, also »echte« neue Erkenntnisse von Werbebotschaften der Hersteller zu unterscheiden. Auf diese Problematik gehen wir im Kapitel »*Arzneimittelstudien, Interessen und Konflikte*« ein.

Seit einigen Jahren gibt es zwei kontrovers diskutierte Themen, die unsere Verordnungsstandards erheblich verändern könnten, nämlich die Häufigkeit gefährlicher Nebenwirkungen von Neuroleptika (ADERHOLD, 2007) und die relativ geringe Wirkstärke der gängigen Antidepressiva bei leichten und mittelschweren Depressionen* (KIRSCH et al., 2008). Wir haben darauf in den entsprechenden Kapiteln jeweils hingewiesen, können aber nicht vorwegnehmen, wie die Leitlinien für den Umgang mit diesen Medikamenten sich ändern werden.

Außerdem gibt es (und gab es schon immer) in der Psychiatrie ebenso wie in anderen gesellschaftlichen Bereichen »Modeströmungen«. So erleben wir etwa derzeit ein sehr weit gefasstes Verständnis dessen, was zu den bipolaren* affektiven Störungen gerechnet wird, während der Begriff der Schizophrenie* enger verstanden wird als früher. Zwischen diesen beiden Diagnosegruppen hat es in der Psychiatriegeschichte der letzten hundert Jahre ein unentwegtes Hin und Her gegeben. Wir gehen auf einige dieser Fragen im Kapitel über die »*Phasenprophylaktika*« näher ein, weil sie sich auf die Empfehlungen zur medikamentösen Behandlung unmittelbar auswirken.

Im Gewirr all dieser Widersprüche und Unsicherheiten haben wir uns für eine Darstellung entschieden, die weitgehend in Übereinstimmung mit der üblichen Praxis steht. In der Beschreibung der einzelnen Psychopharmaka-Gruppen gehen wir von relativ gut gesichertem Wissen aus und erwähnen neuere Erkenntnisse und Überlegungen in der Regel mit einem Kommentar, der auf ihre Vorläufigkeit oder mangelnde wissenschaftliche Absicherung hinweist. Auf diese Weise möchten wir Ihnen einerseits das Wissen darstellen, von dem Ihre Ärzte in der Regel ausgehen, andererseits aber auch erläutern, welche Gründe sie gelegentlich haben können, neue oder ungewöhnliche Behandlungsverfahren zu empfehlen. Gleichzeitig möchten wir es Ihnen ermöglichen, sich eine eigene Meinung zu bilden.

Zur Unterstützung dieser Meinungsbildung finden Sie im »*Anhang*« das bereits erwähnte *Glossar* medizinischer Fachbegriffe, Quellenhinweise zu der verwendeten *Literatur* sowie eine Liste *nützlicher Adressen*. Außerdem enthält der Anhang ein *Stichwortverzeichnis*.

Viele Substanzen werden von mehreren Herstellern unter unterschiedlichen Markennamen auf den Markt gebracht. Wir nennen Ihnen im Text jeweils die generischen* Namen der Substanzen sowie die Markennamen der Ersthersteller. Letztere kennzeichnen wir – wie allgemein üblich – mit dem Symbol®.

Im *Medikamentenverzeichnis* finden Sie alle Substanzen und Markennamen, die zum Zeitpunkt der Druckvorbereitung auf dem deutschsprachigen Markt erhältlich waren, jeweils mit Angabe der Substanz, die in dem Präparat enthalten ist, und der Seite, auf der sie in diesem Buch beschrieben ist.

Wie alle Buchautorinnen und -autoren haben wir das Problem nicht lösen können, dass die deutsche Sprache keine angemessene Berücksichtigung beider Geschlechter erlaubt, ohne die Lesbarkeit des Textes zu erschweren. Wir haben auf eine einheitliche Regelung verzichtet und befürchten darum, dass alle Leserinnen und Leser zumindest teilweise unzufrieden mit den Ergebnissen sein werden.

Bei aller Sorgfalt, mit der wir dieses Buch vorbereitet und geschrieben haben, gehen wir davon aus, dass Sie nicht in allen einzelnen Fragen mit unseren Darstellungen einverstanden sein werden. Neben eventuellen Flüchtigkeitsfehlern rechnen wir vor allem mit unterschiedlichen Bewertungen von Wirkungen und Nebenwirkungen einzelner Substanzen sowie mit abweichenden Vorstellungen über Behandlungsstrategien bei den einzelnen Syndromen*, die mit Psychopharmaka beeinflusst werden können. Bitte nehmen Sie über den Verlag Kontakt mit uns auf, wenn Sie beim Lesen auf Punkte stoßen, zu denen Sie eine andere Kenntnis oder Meinung haben oder für die Sie sich in einer nächsten Auflage eine andere Darstellung wünschen!

Wir bieten Ihnen seit der letzten Auflage einen zusätzlichen Service im Internet: Bei Bedarf erscheinen dort Aktualisierungen und Ergänzungen, zum Beispiel, wenn Medikamente neu auf den Markt gebracht werden, wenn seriöse wissenschaftliche Studien neue Erkenntnisse bringen oder wenn Hinweise aus dem Leserkreis Anlass für Erläuterungen oder Änderungen unserer bisherigen Darstellung sind. Die Informationen finden Sie auf www.balance-verlag.de/buecher/detail/book-detail/umgang-mit-psychopharmaka unter der Rubrik *Zusatzmaterialien.* Das Passwort lautet *aktuell.*

Einige Kolleginnen und Kollegen haben uns wertvolle Hinweise zu einzelnen Themen gegeben. Wir bedanken uns dafür besonders bei Volkmar Aderhold (Hamburg), Asmus Finzen (Basel), Andreas von Maxen (Bremen) und Stefan Winter (Wuppertal). Karin Koch und Sandra Kieser vom Balance Verlag haben durch professionelle Hinweise und geduldige Hartnäckigkeit zum Zustandekommen dieses Buches wesentlich beigetragen. Den meisten Dank schulden wir aber unseren Patientinnen und Patienten – von ihnen haben wir mehr gelernt als aus allen Lehrbüchern.

Nils Greve, Margret Osterfeld und Barbara Diekmann
Solingen und Dortmund
im September 2011

Eine von den Patienten immer wieder formulierte Forderung ist die Begegnung mit dem Arzt oder der Ärztin »auf gleicher Augenhöhe«, also eine Beziehung auf einer Grundlage der Gleichberechtigung. Von Ärzten werden umfassende Informationen über Diagnose und Therapie sowie Respekt für das Recht ihrer Patienten auf Selbstbestimmung erwartet. Ziel ist das »geteilte Expertentum«, bei dem die Ärztin das verallgemeinerte und der oder die Betroffene das individuelle Erfahrungswissen einbringt.

Ein solches Verständnis der Arzt-Patient-Beziehung ist sicher nicht Standard. Viele Patienten geben gern die Verantwortung für ihre Gesundheit an einen ausgebildeten Fachmann ab, andere fühlen sich von ihren Ärzten bevormundet. Beide Haltungen führen häufig zu Entscheidungen im Hinblick auf die Medikation, deren Folgen nicht genügend bedacht werden. Hier ist zum einen das abrupte Absetzen von Neuroleptika zu nennen, das sehr häufig neue Krankheitsepisoden auslöst. Auf der ärztlichen Seite kommt es zu Klagen über mangelnde Zusammenarbeit und zu Pauschalurteilen, Menschen mit psychischen Erkrankungen seien weder krankheitseinsichtig noch in der Lage, den Sinn einer Medikation zu verstehen. Eine Verständigung scheint unmöglich. Außerdem haben wir den Eindruck, dass immer mehr Psychopharmaka teilweise in wissenschaftlich nicht zu begründenden Kombinationen verordnet werden, während das psychiatrische Gespräch mit Patienten, um einen gemeinsam gangbaren Weg zu finden, eher seltener wird.

Gleiche Augenhöhe ist nicht nur dadurch zu erreichen, dass die Ärzte von ihrem »Sockel« heruntersteigen. Ein standfestes

»Sich-Aufrichten« jeder einzelnen Patientin, ein selbstbewusstes, wohlinformiertes Gegenübertreten mit klarer Zielsetzung kann ebenfalls zu »gleicher Augenhöhe« und mehr Teilhabe am Entscheidungsprozess führen. Dieser Aspekt soll hier beleuchtet werden.

Diagnosen

Diagnosen gehören zum ärztlichen Werkzeug wie der Zollstock zum Zimmermann oder das Maßband zum Schneider. Da die Diagnose eine ärztliche Entscheidung ist, wird es auch bei »gleicher Augenhöhe« nicht viele Einflussmöglichkeiten der Patienten geben. Es ist eine unverrückbare Tatsache in unserem Gesundheitssystem, dass jede ärztliche Behandlung eine Diagnose voraussetzt. Es ist sogar so, dass nur bestimmte schwerwiegende Diagnosen eine Krankenhausbehandlung rechtfertigen. Wenn Sie einen Arzt aufsuchen, müssen Sie also mit einer Diagnose rechnen. Wenn Sie die Hilfe eines psychiatrischen Krankenhauses in Anspruch nehmen, müssen Sie sogar davon ausgehen, eine gravierende Diagnose zu bekommen. Eine leichte Depression* oder eine einfache Belastungsstörung wird genauso wenig im Krankenhaus behandelt wie ein einfacher grippaler Infekt.

Diagnosen sind Einteilungssysteme, die für Ärzte und Betroffene durchaus nützlich sein können. Sie bringen Ordnung in eine Vielzahl von Krankheitssymptomen, können Richtschnur für eine Behandlung sein und durchaus auch eine entlastende Funktion für Sie als Betroffenen haben, indem sie einen Namen und eine Erklärung für Erlebtes bieten. Aber sie können niemals einen Menschen in seiner Gesamtheit beschreiben und sein

Krankheitserleben, seine Auseinandersetzung damit und die zukünftige persönliche Entwicklung vorhersagen. Keinesfalls sollten Sie eine Diagnose als unabänderliches Urteil hinnehmen, das ihr weiteres Schicksal bestimmt. Der Verlauf vieler psychischer Erkrankungen hängt viel mehr vom eigenen Umgang und von der persönlichen Auseinandersetzung mit dem Krankheitsgeschehen ab als von der diagnostischen Einordnung.

Eine Diagnose ist zuallererst eine Arbeitshypothese, aus der sich das ärztliche Handeln ergibt. Meistens wird daraus auch eine bestimmte medikamentöse Behandlung abgeleitet. Eine Behandlung ohne Medikamente wird nur selten aktiv angeboten, und selbst wenn ein Patient sie ausdrücklich wünscht, ist sie leider innerhalb der Regelversorgung kaum zu erhalten. Es bleibt Ihnen jedoch unbenommen, nach alternativen Behandlungsstrategien zu fragen. Die Information über die Folgen einer Nichtbehandlung gehört genauso zu den ärztlichen Aufgaben wie die Aufklärung über unerwünschte Arzneimittelwirkungen. Nur wenn die Wahlmöglichkeiten klar sind, können Sie eine gute Entscheidung treffen.

Zielsymptome

Bei der Entscheidung für eine Medikation ist es für den Arzt und für Sie gleichermaßen wichtig, möglichst objektive Entscheidungskriterien zu finden. Das bedeutet, Sie legen gemeinsam vorher fest, welche Symptome vor allem gebessert werden sollen, welche Nebenwirkungen tolerabel sind und welche zu einer Veränderung der Medikation führen müssen. Bei einer längerfristigen Behandlung ist es sehr hilfreich, wenn Sie selbst über eigene Aufzeichnungen verfügen, wann und wie lange Sie welche

Medikation mit welchem Erfolg eingenommen haben. Die Vorstellung, dass die Ärzte stets den Überblick über oft jahrelange Krankengeschichten haben, ist leider eine Illusion. Mit solchen Aufzeichnungen belegen Sie außerdem, dass Sie sich aktiv mit Ihrer Genesung auseinandersetzen, und die Chance ist groß, mit dieser Haltung von Ihrem Arzt oder Ihrer Ärztin ernster genommen zu werden.

Psychopharmakotherapie ist stets eine symptomatische Therapie, das heißt, sie hat das Ziel, Symptome zu lindern bzw. ihr Wiederauftreten zu unterdrücken. Eine Heilung können Psychopharmaka allein nicht versprechen, doch Sie haben die Möglichkeit, sich aktiv an einer Entscheidungsfindung über ein Medikament zu beteiligen. Denn ob und wie weit eine Symptomreduktion gelingt, kann ohne Ihr Erleben nicht beurteilt werden. Patricia Deegan hat in ihrem Papier »Selbstbestimmt mit Medikamenten umgehen« viele gute Tipps hierzu gegeben (siehe Literatur).

Wenn Sie z. B. auch ohne Medikation recht gut mit Ihren Stimmen zurechtkommen, aber unter einer krankheitsbedingten Antriebsschwäche heftig leiden, dann sollte diese zum ersten Zielsymptom erklärt werden. Daraus folgt, dass antriebsmindernde Medikamente tunlichst zu vermeiden sind. In Ihren Aufzeichnungen bewerten Sie in diesem Fall den Antrieb, aber auch die Stimmen ein- oder mehrmals am Tag mit Punkten oder Noten. Beim nächsten Arztbesuch können Sie so gemeinsam mit dem Arzt die Wirksamkeit oder Nichtwirksamkeit sowie unerwünschte Wirkungen konkret überprüfen. Vertrauen Sie dabei Ihrer eigenen Wahrnehmung! Wenn Ihr Arzt z. B. sagt, die Antriebsschwäche oder auch die depressiven Symptome unter Neuroleptika, die Sie als Folge der Medikation erleben, seien

Krankheitssymptome, fragen Sie ihn, woran er das erkennt. Nach unserer Erfahrung kann hier nur ein Reduktionsversuch den Nachweis bringen. Wird das beklagte Symptom dann schlimmer, ist es wahrscheinlich der Grundkrankheit zuzuordnen. Bei Besserung durch Reduktion ist eine Medikamentenwirkung anzunehmen.

Aber auch ohne Nebenwirkungen macht es wenig Sinn, ein Medikament langfristig einzunehmen, wenn das oder die Zielsymptome nicht wesentlich positiv beeinflusst werden können. Dies lässt sich allerdings oft erst nach mehreren Wochen oder Monaten hinreichend beurteilen und Ihre Aufzeichnungen sind dabei hilfreich.

Compliance

Dieser Begriff kommt aus dem Englischen und kann sowohl mit »Einverständnis« als auch mit »Willfährigkeit« oder »Fügsamkeit« übersetzt werden. Ein »Ein-Verständnis« entwickelt sich stets durch Informationsaustausch aus zwei unterschiedlichen »Verständnissen« und kann nicht die fügsame Unterordnung unter Expertenwissen meinen. Im vorangegangenen Abschnitt haben wir versucht, Beispiele für eine erfolgreiche Zusammenarbeit zwischen Ihnen und Ihrem Arzt aufzuzeigen. Compliance steht dann für eine Beziehung zwischen Arzt und Patient, bei der durch ständigen Informations- und Erfahrungsaustausch eine Therapie optimiert wird.

In der Medizin kommt es leider gar nicht so selten zu einer sehr einseitigen Deutung dieses Begriffs, nämlich »Patienten tun, was der Arzt für richtig hält«. Bei einer solchen Erwartungshaltung sind unerquickliche, aber durchaus verständliche

Verhaltensweisen, wie heimliche Absetzversuche, aus Patientensicht nur allzu naheliegend. Getreu dem Motto »Trotz ist der Anfang der Autonomie« wird manch ein Patient unüberlegte und abrupte Absetzversuche unternehmen im Sinne eines Versuches, wieder selbst die Kontrolle über sein Leben und die Medikation zu übernehmen (über sinnvolles Vorgehen bei dem Wunsch nach Medikamentenreduktion berichten wir im Kapitel »Neuroleptika«).

Jeder Mensch wird zur Einnahme eines Medikamentes nur dann bereit sein, wenn die Vorteile für ihn klar ersichtlich sind. Es sollte das Ziel einer guten Zusammenarbeit zwischen Arzt und Patientin sein, diese Vorteile für beide Seiten erfahrbar zu machen. Im Gegensatz zu einem häufig anzutreffenden Vorurteil sind Menschen mit psychischen Erkrankungen nicht generell unzuverlässiger in ihrer Medikamenteneinnahme als Menschen mit anderen Erkrankungen. Und sie haben das gleiche Recht, über ihre Krankheit und deren Behandlung umfassend aufgeklärt zu werden.

Wohlinformierte Zustimmung

Unabhängig von der Art der Erkrankung sieht die Rechtslage für alle Patienten außerhalb einer Zwangsunterbringung gleich aus: Eine medikamentöse Behandlung erfordert Ihre wohlinformierte Zustimmung. Es liegt in der Verantwortung der Ärztin, Ihnen die Informationen zu liefern, die zu Ihrer Entscheidungsfindung notwendig sind, und diese Informationen so zu vermitteln, dass Sie sie verstehen und verwerten können. Wenn Sie sich nicht ausreichend informiert fühlen, dann fragen Sie nach. Sie können durchaus die Wahrnehmung von Ärztinnen und Ärzten über Ihre Handlungskompetenz korrigieren, indem Sie die Informationen über die Medikation und ihre Nebenwirkungen immer wieder einfordern und auf das Recht der freien Entscheidungsfindung hinweisen.

Zur gemeinsamen Entscheidungsfindung gehört auch, über Alternativen informiert zu werden und diese gegebenenfalls auszuprobieren. Bei der Vielzahl an Psychopharmaka ist es durchaus möglich, dass eine störende Nebenwirkung, die unter einem Medikament auftritt, bei einem anderen Präparat ausbleibt. Sprechen Sie Ihren Arzt auf die Möglichkeit eines Wechsels an, wenn Sie mit der Wirkung eines Medikaments nicht zufrieden sind.

Besonderes Gewicht hat die Entscheidung, ob Sie sich auf eine Langzeit- oder Dauermedikation einlassen. Die Entscheidung dagegen ist natürlich auch eine denkbare Variante. Es ist sicher besser, auch solch eine Entscheidung offen zu besprechen als heimlich die Medikamente abzusetzen. Im letzteren Fall handeln Sie und Ihr Arzt auf völlig unterschiedlichen Ebenen und eine fruchtbare Zusammenarbeit ist nicht mehr möglich. Im ersteren Fall ist dagegen noch eine hilfreiche Zusammenarbeit denkbar, auch wenn der Arzt eine andere Überzeugung zur Medikation vertritt. Sie können gemeinsam überlegen, bei welchen Belastungen und bei welchen Frühsymptomen doch wieder zur medikamentösen Unterstützung gegriffen werden soll und ob und wie weit psychotherapeutische oder andere Hilfen Ihre seelische Stabilität sichern helfen.

Natürlich kann es vorkommen, dass durch Ihre Entscheidung gegen eine Medikation die Arzt-Patient-Beziehung so erheblich belastet wird, dass sie dies nicht aushält. Es ist nicht auszuschließen, dass Ihr Arzt dann eine weitere Behandlung ablehnt. Eine solche Haltung ist durchaus nicht immer unbegründet; nehmen Sie sie als seine freie Entscheidung und keinesfalls als »Strafe« für die Ablehnung der Medikation. Natürlich bedeutet Ihre Entscheidung gegen eine Medikation, dass Sie und nicht Ihr Arzt die Verantwortung für eventuelle Verschlechterungen des seelischen Zustandes tragen. Wenn Sie bei Ihrer Entscheidung bleiben wollen, lohnt es sich, in Erfahrung zu bringen, ob es am Wohnort Selbsthilfegruppen gibt. Dort treffen Sie Menschen, denen es oft gut gelungen ist, mit einer psychischen Erkrankung fertig zu werden, und Sie können von dem Erfahrungsaustausch mit ihnen lernen. Sie wissen oft auch, welche Ärzte am Ort eine medikamentenfreie Behandlung unterstützen.

Arztbesuche vorbereiten

Viele Patienten, aber auch nicht wenige Ärzte beklagen die »Fünf-Minuten-Medizin«. Die Patienten betreten das Sprechzimmer, wenige Worte werden gewechselt und schon sind sie wieder draußen. Gerade hier gibt es für Sie durchaus Möglichkeiten, den Umgang zu verändern. Bereiten Sie sich auf das Gespräch mit Ihrem Arzt vor, legen Sie das Thema fest, schreiben Sie Ihre Gedanken, Fragen und Anliegen auf. Scheuen Sie sich nicht, Stift und Papier zum Arzttermin mitzubringen und sich Notizen zu machen. Mag sein, dass dies Ihren Arzt überrascht. Wenn Sie erklären, dass Sie das Gesagte festhalten möchten, damit Sie im Nachhinein besser darüber nachdenken können, wenn Sie vielleicht noch den Hinweis einflechten, dass ja auch er sich Notizen macht, dann haben Sie einen großen Schritt gemacht zu einer aktiveren Haltung und einer Begegnung auf gleicher Augenhöhe.

Wenn Sie einen Hinweis ernten auf mangelnde Zeit und ein volles Wartezimmer, wenn Sie erstmals mit Papier und Stift zu Ihrem Termin erscheinen, bitten Sie für das nächste Mal um einen längeren Termin, um die anstehenden Fragen zur beidseitigen Zufriedenheit zu klären. Sie werden wahrscheinlich mit so einem Anliegen auf deutlich mehr Akzeptanz stoßen als Sie glauben. Wie jeder Mensch kann auch ein Arzt nur auf die Wünsche eingehen, die Sie klar formulieren.

Patientenverfügung und rechtliche Betreuung

Im Jahr 2009 hat der Gesetzgeber die UN-Konvention über die Rechte von Menschen mit Behinderungen (Behindertenrechtskonvention, BRK) in Kraft gesetzt und ein Gesetz zur Patientenverfügung verabschiedet. Die Rechte von Patienten – auch die von Menschen mit psychiatrischen Diagnosen – werden durch beide Gesetze nachdrücklich gestärkt. Die BRK betont zum Beispiel, dass Menschen mit Behinderungen – auch mit seelischen Behinderungen – in allen Lebensbereichen handlungsfähige Personen sind, denen nicht aufgrund ihrer Behinderung das Recht auf Selbstbestimmung oder die Geschäftsfähigkeit entzogen werden darf. Auch wenn bei einer psychiatrischen Behandlung kein Bargeld fließt: Sie sind als Hilfesuchender auch Geschäftspartner der Psychiater und diese müssen Sie über ihre Behandlungspläne angemessen informieren. Das gilt selbst dann, wenn Sie eine gesetzliche Betreuung haben. Wenn Sie es wünschen, kann ein gesetzlicher Betreuer die Behandlungsplanung mit dem Arzt besprechen, doch umgekehrt darf ein Arzt nicht ihm oder Ihnen ein Gespräch über die Therapieziele und mögliche unerwünschte Therapieeffekte verweigern. Durchaus können Sie auch eine Patientenverfügung verfassen, in der Sie festlegen, welche Psychopharmaka Sie nicht einnehmen möchten und mit welchen Sie gute Erfahrungen haben. Nicht empfehlen können wir eine Patientenverfügung, die jegliche psychiatrische Behandlung ablehnt, wie sie von manchen antipsychiatrischen Selbsthilfeorganisationen propagiert wird. Wir wissen zu gut, dass es immer mal wieder seelische Krisensituationen geben kann, in denen helfendes Handeln rasch erforderlich ist. In solchen Situationen kann eine in guten Tagen wohlüberlegt formulierte Patientenverfügung hilfreich sein, um auf Ihre Wünsche und Vorstellungen gestützt eine medikamentöse Behandlung aufzunehmen.

Grundsätzlich lassen sich drei Formen oder Stufen einer Patientenverfügung unterscheiden, die Vorsorgevollmacht, die Betreuungsverfügung und die Verfügung zu medizinischem Handeln in konkreten medizinischen Situationen. Wir wollen hier die einzelnen Formen kurz erläutern.

Wenn Sie schon wiederholt die Erfahrung gemacht haben, dass Sie durch schwere seelische Krisen (Psychose*, Manie*, schwere Depression*) in einen Zustand geraten, in dem Sie nicht mehr selbst für sich entscheiden können, kann es sinnvoll sein, in guten Zeiten mit einer schriftlichen Vorsorgevollmacht eine Person Ihres Vertrauens zu bestimmen, die in Ihren akuten Krankheitsphasen die notwendige Einwilligung in medizinische Behandlung stellvertretend für Sie gibt. Sie müssen wissen, dass Sie damit der eingesetzten Person die Entscheidung über Ihre persönlichen Belange überlassen, ohne dass es weitere Kontrollinstanzen für diese gibt. Ein hohes Maß an persönlichem Vertrauen, aber auch Gespräche über Ihre Wünsche und Vorstellungen sind also schon erforderlich, wenn Sie eine Vollmacht ausstellen wollen.

Von einer Betreuungsverfügung spricht man, wenn Sie festlegen, wer gesetzlicher Betreuer werden soll, falls ein Gericht die Einrichtung einer gesetzlichen Betreuung für nötig hält. Das kann eine Person Ihres Vertrauens und muss keinesfalls ein Berufsbetreuer sein. Ein Betreuer muss die Vorschriften im Betreuungsrecht einhalten, er kann Sie z.B. nicht einfach in eine psychiatrische Klinik einweisen, ohne dass dies in der konkreten Situation durch das Gericht genehmigt wird. Er kann und muss aber die vorgeschriebene Aufklärung über Wirkungen und unerwünschte Nebenwirkungen von Psychopharmaka vom Arzt einfordern, falls Sie sich einem solchen Arztgespräch nicht gewachsen fühlen. Das Gericht legt fest, für welche Bereiche eine Betreuung erforderlich ist, z.B. nur für den Bereich Gesundheit oder auch für Finanzen, Ämter- und Wohnungsangelegenheiten. Mit einer Betreuungsverfügung können Sie sich davor schützen, dass eine Ihnen völlig fremde Person zum Betreuer eingesetzt wird, wenn eine psychiatrische Klinik dies für sinnvoll hält und das Gericht dem Vorschlag der Klinik nachkommt.

Wenn Sie eine Patientenverfügung für medizinische Behandlungen aufsetzen wollen, sollten Sie genau beschreiben, für welche medizinisch-psychiatrischen Akutsituationen sie gelten soll. Greifen Sie hier ruhig medizinische Diagnosebegriffe auf, z.B. indem Sie schreiben: »Wenn ich wegen einer akuten psychotischen Episode nicht einwilligungsfähig bin, möchte ich keinesfalls mit dem Medikament XY behandelt werden. Das Mittel Z hingegen hat mir meist rasch geholfen …« Nicht festlegen können sie mit einer Patientenverfügung, welches Team oder welche Ärztin Sie in der Klinik behandeln soll, dies lässt sich allenfalls durch eine Behandlungsvereinbarung mit der zuständigen Klinik festlegen.

Natürlich hören auch wir immer mal wieder davon, dass Patienten für »nicht einwilligungsfähig« gehalten werden, wenn sie im Hinblick auf ihre medikamentöse Behandlung andere Vorstellungen haben als Psychiater oder Psychiaterin. Daher wollen wir hier erläutern, wie Juristen »Willensfreiheit« beziehungsweise »Einwilligungsfähigkeit« definieren. Um frei über die medizinische Behandlung zu entscheiden bzw. einer Behandlung zuzustimmen, müssen Sie Ihre Erkrankung oder Behinderung kennen und ebenso die daraus resultierenden Probleme und Leistungsschwächen. Wie schon oben gesagt, kommt es darauf an, sich selbst mit der Krankheit und ihren persönlichen Folgen auseinanderzusetzen. Ein schlichtes Verleugnen einer Erkrankung macht Hilfe für alle Beteiligten, also Angehörige, Ärzte und natürlich Sie selber nur schwieriger. Natürlich setzen Hilfen, die von einer Krankenversicherung bezahlt werden, eine Erkrankung voraus, der Ärzte einen Namen (Diagnose, s.o.) geben müssen. Auch die oben erwähnte UN-Behindertenrechtskonvention betont in Art. 25 das Recht auf Gesundheit und ärztliche Versorgung. Ärzte müssen also handeln und helfen, wenn bei ihnen Hilfe gesucht wird. Mit einer Patientenverfügung können Sie erreichen, dass Ihre Wünsche und Ihr Wille dabei mehr Berücksichtigung finden.

Einwilligungsfähig ist, wer die Art, die Bedeutung und das Risiko einer Erkrankung und/oder einer ärztlichen Behandlung erfassen kann. Hieraus folgt, dass ein bloßes Verleugnen einer seelischen Erkrankung juristisch dazu führt, die Einwilligungsfähigkeit der erkrankten Person anzuzweifeln. Die abwägende Haltung hingegen: »Ja, ich leide oder meine Familie leidet unter seelischen Symptomen, denen die Ärzte einen bestimmten Namen (Diagnose) geben, doch dieses Leiden ist geringer als das, was bei mir durch bestimmte Psychopharmaka hervorgerufen wird, die ich deswegen ablehne«, spricht für Ihre Einwilligungsfähigkeit. Auch Ihr Psychiater sollte sich diese differenzierende Haltung zu eigen machen.

Im Jahr 2011 hat das Bundesverfassungsgericht in zwei Verfahren zur Zwangsmedikation erneut nachdrücklich das Recht auf Krankheit bestärkt und entschieden, dass dem Staat keine »Vernunfthoheit« über einen Menschen mit psychiatrischer Diagnose zusteht, nur weil dieser eine Medikation mit Psychopharmaka wegen der Nebenwirkungen ablehnt. Ausdrücklich betont das Gericht auch, dass Psychiater nicht wegen dieser Haltung des Patienten eine Unfähigkeit zur freien Selbstbestimmung annehmen dürfen, um mit dieser Beurteilung die von ihnen gewünschte Behandlung durchzusetzen. Es weist zudem darauf hin, dass statistische Prognosen über das Rückfallrisiko nicht ausreichen, um eine Medikation gegen den Willen des Patienten zu erzwingen. Wir hoffen, dass dieses Urteil der Psychiatrie erneut Anlass gibt, den Dialog mit Patienten wieder häufiger und intensiver zu pflegen.

Falls Sie als Mensch mit einer psychiatrischen Diagnose eine Patientenverfügung, eine Vorsorgevollmacht oder eine Betreuungsverfügung aufsetzen, möchten wir Ihnen empfehlen, sich von einem Psychiater oder einem Juristen bescheinigen zu lassen, dass Sie dies als einwilligungsfähige Person tun. So können im Fall einer späteren akuten psychischen Erkrankung Konflikte über die Gültigkeit und Wirksamkeit der Verfügung vermieden werden. Langfristig können so Menschen mit psychiatrischen Diagnosen, ihre Angehörigen und ihre Betreuer dazu beitragen, »gleiche Augenhöhe« in der psychiatrischen Praxis zu verankern.

In diesem Kapitel haben wir allgemeine Informationen über Medikamente und insbesondere über Psychopharmaka zusammengestellt, die für Sie wichtig sein könnten.

Informationen auf der Packung

Bereits auf der Außenseite einer Medikamentenpackung finden Sie viele wichtige Informationen. Am auffälligsten ist der Markenname, unter dem der Hersteller sein Produkt vertreibt. Das Zeichen® bedeutet, dass er sich den Namen hat schützen lassen.

Gelegentlich stehen weitere Angaben direkt dahinter:

- »retard« (z. B. »Akineton® retard«) – es handelt sich um eine Zubereitung mit ganz allmählicher Aufnahme aus dem Darm in den Körper, daher mit allmählichem Wirkungseintritt und langer Wirkungsdauer;
- eine Angabe über den Wirkstoffgehalt der einzelnen Einheit (z. B. »Leponex® 25«) – das bedeutet, dass die einzelne Tablette dementsprechend viel Wirkstoff enthält, also im Beispiel 25 Milligramm (mg) pro Tablette;
- die Zubereitungsart (Tablette, Dragee, Kapsel, Lösung, Tropfen) – bei festen Zubereitungen handelt es sich meist um Tabletten, bei manchen Substanzen sind aber komplizierte Zubereitungen erforderlich, um die gewünschte Wirkung zu erreichen, etwa ein säurefester Überzug (Filmtablette, Dragee) oder eine Gelatinehülle (Kapsel) als Schutz gegen Magensäure oder bestimmte Darmenzyme; auf besondere Zubereitungen wie »Expidet« gehen wir später noch ein;

- manchmal der Name des Herstellers, z. B. »Clozapin neuraxpharm«;
- Angaben über die Packungsgröße (Zahl der Einheiten pro Packung) – etwa »100 Tabletten«. Diese Angabe ist manchmal verschlüsselt als »N1«, »N2« oder »N3« – das sind standardisierte Packungsgrößen, meistens 20 / 50 / 100 Stück pro Packung, bei manchen Substanzen aber auch andere Zahlen.

Weitere Angaben finden Sie, wenn Sie nach folgender Zeile suchen:

»Eine Tablette (Dragee, Kapsel) enthält ...« bzw. »100 ml Lösung enthalten ...«. Dann folgt der Name des Wirkstoffs, bei Leponex® ist das beispielsweise »Clozapin«. Bei diesem Namen handelt es sich um eine international vereinbarte Kurzbezeichnung (generischer* Name) für die Substanz, denn die chemische Originalformel wäre zu lang und umständlich.

Manche Hersteller verwenden den generischen Namen auch als ihren Markennamen und setzen dann ihren Firmennamen zur Unterscheidung dahinter, wie in dem schon erwähnten Beispiel »Clozapin neuraxpharm«.

Sie können in aller Regel davon ausgehen, dass Medikamente, die die gleiche Substanz in der gleichen Zubereitung und in der gleichen Stärke (Milligramm pro Tablette) enthalten, auch gleich wirken. Beispiel: Im Vergleich von Leponex® 100, Elcrit® 100 und Clozapin neuraxpharm® 100 sind keine nennenswerten Unterschiede in der Wirkung zu erwarten.

Gelegentlich werden an dieser Stelle auch die übrigen Bestandteile der Zubereitung angegeben, die aber keine medikamentöse Wirkung haben; diese Angaben können Sie fast immer getrost übergehen. Nur wenn Sie an einer Allergie auf einen dieser Zusatzstoffe leiden, sollten Sie genau nachlesen.

Schließlich finden Sie noch eine wichtige Angabe, oft seitlich auf der Schachtel: das Haltbarkeitsdatum (Verfallsdatum). Wenn Sie eine Arznei frisch aus der Apotheke geholt haben, müssen Sie dieses Datum nicht suchen, denn Fertigarzneien halten in der Regel drei bis fünf Jahre. Wenn Sie eine Packung aber schon lange zu Hause liegen haben, schauen Sie vor der Einnahme nach, ob das Verfallsdatum schon erreicht ist. Sollte dies der Fall sein, dürfen Sie die Arznei nicht mehr verwenden.

Beipackzettel

Alle Fertigarzneimittel enthalten ausführliche Informationen zu der Wirksubstanz auf einem beigelegten Zettel. Auch wenn diese Informationen endlos lang und gelegentlich schwer verständlich sind, sollten Sie sie lesen! Sie erhalten dort Hinweise, die Sie bei der Handhabung zu beachten haben, etwa darüber, um welche Art von Medikament es sich überhaupt handelt (z. B. Schlafmittel), wie Sie es einnehmen sollten, mit welchen Nebenwirkungen gerechnet werden muss und bei welchen dieser Nebenwirkungen Sie gegebenenfalls die Einnahme abbrechen und Ihren Arzt informieren sollten. Wenn sie etwas nicht verstanden haben, raten wir Ihnen, sich an Ihren Arzt oder Apotheker zu wenden.

Die Liste der Nebenwirkungen (unerwünschten Wirkungen) ist meistens abschreckend lang und enthält auch einige schwere, vielleicht sogar lebensbedrohliche Wirkungen. Das liegt daran, dass die Hersteller zu ihrer rechtlichen Absicherung alle bekannt gewordenen Störwirkungen aufzählen, auch solche, die extrem selten vorgekommen sind. (Davon gibt es allerdings Ausnahmen, leider verschweigen Hersteller in seltenen Fällen auch gefährliche Nebenwirkungen, um das Medikament nicht vom Markt nehmen zu müssen.) Gute Beipackzettel machen auch Angaben zur Häufigkeit der jeweiligen Nebenwirkungen, dabei bedeutet »sehr häufig« mehr als 10 Prozent, »häufig« 1 bis 10 Prozent, »gelegentlich« unter 1 Prozent, »selten« unter 0,1 Prozent und »sehr selten« unter 0,01 Prozent (d.h. 1 zu 10 000).

Wichtig ist auch die Liste der Kontraindikationen*. Hier werden Krankheiten genannt, bei denen Sie das Medikament nicht einnehmen dürfen. Diese können aus ganz anderen medizinischen Bereichen stammen (z.B. Herzkrankheiten), und möglicherweise kann Ihr aktueller Arzt gar nicht wissen, dass Sie so eine Krankheit haben. Es liegt also durchaus in Ihrem Interesse, sich diesen Abschnitt einmal anzusehen.

Die Erläuterungen im Abschnitt »Wechselwirkungen mit anderen Medikamenten« werden Sie vielleicht nicht im Einzelnen verstehen können. Sie sollten aber auf jeden Fall dafür sorgen, dass jeder Arzt, der Ihnen Medikamente verordnet, darüber informiert ist, welche weiteren Verordnungen es von anderen Ärzten gibt. Nur dann können Wechselwirkungen zwischen diesen Verordnungen berücksichtigt werden. Beachten Sie dazu auch unsere Hinweise zu jeder Medikamentengruppe.

Lagerung

Medikamente sollten in den Originalpackungen an einem eigenen Ort (Schublade, kleines Schränkchen) aufbewahrt werden, wo Sie alle Ihre Medikamente jederzeit griffbereit haben. Wenn Sie mehrere Packungen vorrätig haben, sollten Sie diese übersichtlich anordnen, um nicht durcheinander zu kommen.

Die meisten Medikamente können Sie einfach bei Zimmertemperatur und an einem trockenen Ort lagern. Ausnahmen sind im Beipackzettel erwähnt. Wenn eine Lagerung im Kühlschrank vorgeschrieben ist (z. B. bei Depotspritzen), sollten Sie das Medikament getrennt von Lebensmitteln lagern, z. B. in einer Kühlschrankbox. Angebrochene Packungen müssen zuerst verbraucht werden, bevor Sie eine neue beginnen.

Entsorgung

Achten Sie bei älteren Packungen auf das Verfallsdatum, sortieren Sie abgelaufene Packungen in größeren Abständen aus Ihrem Vorrat aus, z. B. zweimal im Jahr.

Kleine Mengen dürfen Sie in den normalen Hausmüll tun. Wenn Sie größere Mengen entsorgen müssen, können Sie Ihre Apotheke fragen, ob sie sie zur Entsorgung annimmt.

Vorbereitung der Einnahme

Was ist vor der Einnahme zu beachten?

Eigentlich sollten Sie die einzelnen Tabletten (Dragees usw.) erst unmittelbar vor der Einnahme aus der Verpackungsfolie (Blisterfolie) herausdrücken. Sie könnten mit einem wasserfesten Filzschreiber die Kalendertage auf der Rückseite der Blisterfolie vermerken und so die eigene Regelmäßigkeit bei der Einnahme kontrollieren. Vielleicht finden Sie es aber einfacher, sich einen Tages- oder Wochenvorrat herzurichten, indem Sie in einer entsprechenden Schachtel vorab alle Kästchen mit den verordneten Tabletten füllen. Dagegen ist bei den meisten Medikamenten nichts einzuwenden.

Allerdings gibt es einige Substanzen, die geschützt aufbewahrt werden müssen, weil sie sich unter Lichteinwirkung oder Luftfeuchtigkeit zersetzen und wirkungslos werden können. Solche Tabletten dürfen Sie nicht für eine ganze Woche im Voraus aus der Folie herausdrücken und in einem Wochenkästchen aufbewahren, weil Sie sich dann nicht mehr auf die Wirkung verlassen können. Sie erkennen sie an einer gefärbten, also nicht einfach silbernen Verpackungsfolie. Tabletten, die zum sofortigen Zerfall im Mund bestimmt sind – wie etwa Remergil® Schmelztabletten, Zyprexa Velotab® oder Tavor Expidet® – zerfallen meist schon beim Herausdrücken in krümelige Teile. In diesen Fällen können Sie sich behelfen, indem Sie die Folie in Einzelportionen zerschneiden, die Tabletten in der Folie belassen und sie in dieser Form im Wochenkästchen lagern.

Wenn Ihr Arzt Ihnen halbe Tabletten als Einzeldosis verordnet hat, ist Folgendes zu beachten: Tabletten, die mit einer entsprechenden Einkerbung (Bruchrille) versehen sind, eignen sich gut dazu, geteilt zu werden. Tabletten ohne Bruchrille sind schwer in gleiche Hälften aufzuteilen, das geht eigentlich nur mit einem Tablettenschneidegerät. Filmtabletten, Dragees und Kapseln dürfen Sie nicht teilen, denn dann fehlt den Hälften ja der vollständige Überzug bzw. die Verkapselung.

Das Gleiche gilt für das Mörsern: Auch dies ist nur bei Tabletten zulässig, Sie können sie – etwa mit einem Löffel – trocken zerdrücken oder in Wasser zerfallen lassen. Manche Tabletten schmecken dann zwar sehr unangenehm, aber die Wirkung bleibt in diesen Fällen erhalten. Dragees und Kapseln dürfen Sie dagegen nur als Ganzes schlucken.

Tropflösungen sollten Sie in ein leeres Glas tropfen lassen und dann Wasser dazugeben. Viele Tropfen dürfen Sie auch zubereiten, indem Sie etwas Zucker auf einen Löffel nehmen und die Lösung dann darauf tropfen lassen.

Richtige Einnahme

Nehmen Sie feste Zubereitungen immer mit Flüssigkeit ein, niemals trocken schlucken! Die Tabletten können sonst in der Speiseröhre hängen bleiben, das kann zu Wirkungsverlust und eventuell sogar zur Schädigung der Schleimhaut führen.

Am besten eignet sich Wasser, auch Kräutertees sind meist unbedenklich. Koffeinhaltige Getränke (Kaffee, schwarzen oder grünen Tee) sowie Milch sollten Sie nicht nehmen, da sie mit manchen Medikamenten chemisch reagieren und deren Wirkung verändern können. Auch Fruchtsäfte sind nicht immer geeignet, vor allem dann nicht, wenn sie viel Säure enthalten.

Gewöhnen Sie sich daran, etwa ein halbes Glas Wasser oder Kräutertee nach der Tablette zu trinken, dann können Sie sicher sein, dass das Medikament im Magen angekommen ist.

Fällt es Ihnen schwer, Medikamente zu schlucken, könnten Sie diese entweder mit dem ersten Schluck Wasser oder mit einem kleinen Stück Brot hinunterschlucken.

Einnahmezeitpunkt

Zu welcher Tageszeit Sie welches Medikament einnehmen sollen, verordnet Ihnen meist Ihr Arzt. Sie sollten sich zumindest einigermaßen genau daran halten. Wahrscheinlich werden Sie es einfacher finden, Ihre Arznei regelmäßig immer zum gleichen Zeitpunkt einzunehmen, etwa morgens nach dem Frühstück oder abends um 20 Uhr. Die meisten Psychopharmaka wirken aber so gleichmäßig, dass kleinere Abweichungen keine Rolle spielen.

Nur bei wenigen Psychopharmaka kommt es auf den Zeitpunkt der Einnahme relativ genau an. Eines davon ist Lithium (Hypnorex®, Quilonum®): Wenn am folgenden Morgen eine Spiegelkontrolle vorgesehen ist, sollte die letzte Einnahme zwölf Stunden vorher erfolgen, also zum Beispiel um 20 Uhr abends, wenn Sie um 8 Uhr morgens zur Blutentnahme bestellt sind. Die Morgendosis sollte dann erst nach der Blutentnahme eingenommen werden.

Ein anderes Beispiel ist Benperidol (Glianimon® u. a.), das eine sehr kurze Halbwertzeit* von etwa fünf Stunden hat: Da wirkt sich eine versäumte Einnahme schon einmal so aus, dass Sie eine Veränderung des Befindens spüren.

Ansonsten können Sie die Medikamente in der Regel auch noch nachträglich einnehmen, z. B. einige Stunden später. Wenn Sie allerdings die Morgenarznei vergessen haben und dies erst gegen Abend bemerken, wird es meist sinnvoll sein, sie nicht mehr nachträglich zu nehmen. Wenn Sie das Medikament nur einmal täglich einnehmen, könnte die Einnahme aber auch mit so großer Verspätung sinnvoll sein.

Dabei sollten Sie berücksichtigen, ob das Medikament bei Ihnen eher dämpfend und müde machend wirkt – das ist abends gut, für den Tag aber vielleicht störend – oder ob es anregend wirkt – das können Sie zum Einschlafen nicht gut gebrauchen.

Morgen-, Mittag- und Abendarznei können Sie am einfachsten mit den Mahlzeiten oder unmittelbar danach einnehmen. Achten Sie aber auf Einnahmevorschriften im Beipackzettel und beachten Sie sie genau! Dort kann zum Beispiel vorgeschrieben sein, dass Sie das Medikament zusammen mit der Mahlzeit (Beispiel: Zeldox®) oder erst eine Stunde nach einer Mahlzeit einnehmen sollen.

Die Einnahme zur Nacht sollten Sie so planen, dass das Medikament seine Wirkung etwa dann entfaltet, wenn Sie zu Bett gehen, denn meistens handelt es sich ja dabei um eine Substanz, die Ihnen helfen soll, ruhig zu werden und schlafen zu können. In der Regel dauert es von der Einnahme bis zur vollen Wirkung eine halbe bis eine Stunde, aber es gibt Ausnahmen – Dipiperon® braucht zum Beispiel wesentlich länger. Am besten ist es, wenn Sie Ihre eigenen Erfahrungen machen und sich danach richten.

Denken Sie daran, dass Beruhigungs- und Schlafmittel, die Sie zur Nacht einnehmen, am nächsten Morgen nicht mehr nachwirken sollen – Sie wollen dann ja nicht mehr schläfrig sein. Deswegen sollten Sie die Nachtarznei möglichst spätestens bis Mitternacht einnehmen.

Bedarfsarznei

Wenn Sie ein Medikament nicht regelmäßig benötigen, sondern nur in bestimmten Situationen (Schlaflosigkeit, Unruhe, Nebenwirkungen anderer Medikamente), dann genügt es, dieses Medikament nur bei Bedarf einzunehmen. Das heißt, Sie beurteilen in der jeweiligen Situation selbst, ob Sie es einnehmen oder nicht.

Dieser Fall kommt häufig vor bei Bewegungsstörungen durch Neuroleptika – »bei Bedarf eine Tablette Biperiden 2 mg« – und bei Schlafproblemen – »bei Bedarf eine Tablette Truxal® 50« oder ein anderes Medikament. Vielleicht haben Sie aber auch mit Ihrem Arzt vereinbart, die Dosis des Neuroleptikums je nach Bedarf zu variieren: »je nach Bedarf zwischen 2 und 5 mg Haloperidol« oder »150 bis 250 mg Clozapin«.

Von dieser Möglichkeit sollten Sie dann Gebrauch machen, wenn Sie sich zutrauen, mit den verordneten Medikamenten verantwortungsvoll umzugehen. Wenn Sie allerdings trotzdem häufig an den Rand einer psychotischen Krise geraten, ist eine regelmäßige Einnahme wahrscheinlich leichter einzuhalten.

Wenn Ihnen ein Medikament als Schlafhilfe bei Bedarf verordnet wurde, sollten Sie darauf achten, wie sich diese Bedarfsarznei auf Ihre Einschlafsituation auswirkt. Manche Menschen können sich in dem Wissen, dass sie ja notfalls noch das Schlafmittel zur Verfügung haben, beruhigt zu Bett begeben – dann wirkt das Medikament sozusagen beruhigend und Schlaf fördernd, auch ohne dass Sie es einnehmen. Das würden wir eine gute Bedarfsarznei nennen.

Anders ist die Wirkung, wenn Sie sich mit dem Gedanken schlafen legen: »Ich kann wahrscheinlich sowieso nicht schlafen, bestimmt geht es wieder nicht ohne die Bedarfsarznei« – dann wirkt sich das Medikament geradezu negativ aus, weil Sie sich unruhig und ängstlich damit beschäftigen, bis Sie es endlich genommen haben. Das wäre dann eine schlechte Bedarfsarznei, und Sie sollten mit Ihrem Arzt oder mit anderen professionellen Helfern einmal darüber reden, was sich an dieser Situation verbessern lässt.

Psychopharmaka sind in der Regel nur eines von mehreren möglichen Behandlungsangeboten. In diesem Kapitel möchten wir Ihnen einen Überblick darüber geben, welche Hilfen es neben der medikamentösen Behandlung bei psychischen Problemen und Störungen* gibt. Sie können im Einzelfall mit medikamentöser Behandlung kombiniert werden oder eine Alternative dazu darstellen.

Helfende Gespräche

Grundlage aller psychosozialen Hilfen ist das Zusammentreffen von Betroffenen – und Angehörigen – mit professionellen Helfern. Einfacher gesagt: Diese Beteiligten kommen miteinander ins Gespräch darüber, worin ihrer Meinung nach das Problem besteht und wie sie zusammenarbeiten wollen, um eine Besserung oder Lösung dieses Problems zu erreichen. Oft ist schon das Zustandekommen eines solchen Gesprächs ein erster positiver Schritt: Eine helfende Beziehung kann entlasten, Sicherheit und Orientierung schaffen, Zuversicht vermitteln und der ruhende Pol in den komplexen Abläufen psychosozialer Hilfen sein.

Im günstigen Fall kann Ihre Hausärztin, Ihr Psychiater oder Ihr Psychotherapeut diese Funktion übernehmen, aber auch professionelle Helfer aller anderen Berufsgruppen sind darin ausgebildet (oder sollten es jedenfalls sein), Gespräche mit Patienten und Angehörigen in hilfreicher Weise zu führen. Je nach Art des Problems oder der Störung sollen die Beteiligten durch das Gespräch Entlastung erfahren, Informationen über die Störung und mögliche Behandlungsmethoden erhalten, sich über Ursachen und Anlässe ihrer Schwierigkeiten klar werden, Lösungsmöglichkeiten entwickeln, neue Verhaltensmöglichkeiten planen und einüben usw.

Je nachdem, welche dieser Ziele erreicht werden sollen und welche Gesprächsverfahren eingesetzt werden, sprechen wir von Beratung, Psychotherapie oder Psychoedukation. Die Grenzen zwischen diesen Begriffen sind fließend, sie können in Gesprächen auch kombiniert werden.

Beratung ▶ ist ein recht weit gefasster Begriff, der alle Gespräche bezeichnet, die zur Lösung von Problemen beitragen sollen – seien es juristische Fragen, Schulden, gesundheitliche Probleme, Erziehungsfragen oder auch die Auswahl eines geeigneten Produkts im Kaufhaus. Im Einzelfall können die genauere Klärung des Problems, die Vermittlung fachlicher Informationen, Vorschläge geeigneter Lösungsstrategien oder die Vereinbarung von Unterstützung hilfreich sein. Insofern hat eigentlich jedes Gespräch in der Psychiatrie den Charakter einer Beratung.

Psychotherapie ▶ Als Psychotherapie bezeichnet man dagegen eine besondere Form von Gesprächen, die auf eine Erweiterung von Verhaltensmöglichkeiten, die Auflösung innerer Blockaden, die Lösung innerseelischer Konflikte oder auf neue, hilfreiche seelische Erfahrungen abzielen. Hierfür ist eine psychotherapeutische Ausbildung erforderlich, über die nur ein kleinerer Teil der professionellen psychosozialen Helfer verfügt. Von der Art dieser Ausbildung – der therapeutischen Schule – hängen Ziele und Methoden psychotherapeutischer Gespräche meist mehr ab als von der Art der Störung. Einzelheiten können Sie im Ratgeber »Mut zur Veränderung – Methoden und Möglichkeiten der Psychotherapie« von Rosemarie PIONTEK (2009) nachlesen.

Psychoedukation ▶ Ebenfalls auf Gesprächen beruht die Psychoedukation. Ursprünglich wurde sie als eine besondere Form der Verhaltenstherapie entwickelt, um Patienten und Familien mit Psychoseerfahrungen zu helfen, ihre Kommunikation so zu verändern, dass die Wahrscheinlichkeit psychotischer Krisen vermindert wird. Heute werden darunter alle Programme verstanden, die mit den wesentlichen Elementen der Vermittlung von Krankheitsinformationen und des Erfahrungsaustausches unter Betroffenen das Krisenmanagement verbessern helfen.

Die genannten Gesprächsverfahren sind zwar in der Psychiatrie weitverbreitet, werden aber sicherlich nicht allen Patienten und Angehörigen zugänglich, denen sie helfen könnten. Wir empfehlen Ihnen daher, sich bei behandelnden Ärzten und anderen Helfern nach psychotherapeutischen und psychoedukativen Hilfen zu erkundigen.

Gemeindepsychiatrie

Während früher psychische Krankheiten zumeist in Landeskrankenhäusern und von niedergelassenen Nervenärzten behandelt wurden, hat sich seit der Psychiatrie-Enquête des Deutschen Bundestages (1975) in allen Regionen ein mehr oder weniger dichtes Netz ortsnaher Dienste entwickelt, die je nach Bundesland unterschiedliche Namen tragen: Gemeindepsychiatrischer Verbund, Sozialpsychiatrisches Zentrum, Sozialpsychiatrischer Dienst usw. Diese gemeindepsychiatrischen Hilfen wurden vor allem für solche Menschen geschaffen, die infolge psychischer Störungen mit Anforderungen des täglichen Lebens (Wohnen, Arbeiten, sozialen Kontakten) nicht gut zurechtkommen können. In den ersten Jahrzehnten konzentrierten sie sich oft auf speziellere Zielgruppen, etwa Menschen mit Psychosen* oder mit Suchtproblemen. Diese Einschränkungen sind aber inzwischen weitgehend überwunden.

Angeboten werden vielfältige, pragmatische, auf den Lebensalltag der Nutzer bezogene Hilfen mit dem Ziel, ihnen ein Leben in ihrer Gemeinde zu ermöglichen, das möglichst »normal« gestaltet werden kann. Dazu gehören beispielsweise Betreutes Wohnen, Beratungsdienste, Pflege, Rehabilitation, beschützte oder begleitete Arbeitsplätze, offene Treffs und Krisendienste.

Ergänzt werden sie häufig durch Freizeitangebote und alltägliche Begegnungen, die von ehrenamtlichen Helfern getragen werden. Diese haben eher den Charakter privater Beziehungen als professioneller Hilfen.

Selbsthilfegruppen

Vom Ehrenamt leben in der Regel auch die Vereine der Selbsthilfe, die es auf Bundes-, Landes- und Ortsebene gibt. Hier tauschen sich Menschen miteinander aus, die als Betroffene oder Angehörige ähnliche Erfahrungen mit psychischer Störung gemacht haben, und leisten sich gegenseitige Hilfestellung. Es gibt störungsspezifische Gruppen, z.B. für Angst- und Zwangsstörungen, aber auch übergreifende wie den Bundesverband Psychiatrie-Erfahrener und den Bundesverband der Angehörigen psychisch Kranker/Familien-Selbsthilfe Psychiatrie.

Diese Selbsthilfegruppen sind für viele Menschen mit seelischen Problemen und Störungen eine große Hilfe. Zwar können sie in zugespitzten Krisen- und Notfallsituationen die professionellen Einrichtungen nicht ersetzen, bei lang dauernden oder häufig wiederkehrenden psychischen Störungen können die Gruppenteilnehmer sich aber Halt und gegenseitiges Verständnis bieten.

Es lohnt sich, in Erfahrung zu bringen, ob es an Ihrem Wohnort Selbsthilfegruppen gibt. Dort treffen Sie nicht nur Menschen, von deren Erfahrungen im Umgang mit einer psychischen Erkrankung Sie profitieren können, Sie werden auch wichtige Informationen über die Art und Qualität der regionalen psychosozialen Hilfeangebote bekommen.

Genesungsbegleiter

Sie können sich auch Unterstützung von Psychiatrie-Erfahrenen holen, die sich in EX-IN-Kursen zum Genesungsbegleiter weitergebildet haben. EX-IN (Experienced Involvement) bedeutet die Beteiligung von Erfahrenen. Der deutschlandweite Aufbau von EX-IN-Trainings hat bewirkt, dass nun auch in der Allgemeinpsychiatrie, ähnlich wie in der Suchtbehandlung, Menschen ihre eigenen Erfahrungen als Betroffene in die psychiatrische Versorgung einbringen können, z. B. als Mitarbeiter psychiatrischer Dienste oder als Dozenten von Fort- und Weiterbildungen. Weitere Informationen dazu finden Sie unter www.ex-in.de

Alternative Heilmethoden

Neben den genannten Verfahren haben sich einige Krankenhäuser und Ärzte auf andere, nicht-schulmedizinische Behandlungen spezialisiert, beispielsweise aus dem Bereich der Naturheilkunde oder Anthroposophie. Da dies aber eher selten ist, können wir an dieser Stelle nur auf weiterführende Literatur verweisen. Einen Überblick homöopathischer Verfahren stellt z. B. Carola BURKHARDT-NEUMANN (2000) vor.

Auswahl und Koordination der Hilfen

Die Vielzahl der einzelnen Hilfeangebote kann verwirrend sein. Um zu vermeiden, dass medizinische, psychotherapeutische und gemeindepsychiatrische Hilfen nebeneinanderher laufen, ist eine enge Vernetzung der beteiligten Fachleute erforderlich. Oft können die Sozialpsychiatrischen Dienste, die es in allen Regionen gibt, diesen Lotsendienst selbst übernehmen oder an andere Stellen verweisen. Dort kann dann auf der Grundlage eines individuellen Hilfeplans die Organisation passgenauer Hilfen besprochen werden.

Zu diesem Gesamtkonzept gehört gegebenenfalls die Behandlung mit Psychopharmaka, deren Einzelheiten wiederum mit der Hausärztin oder dem Nervenarzt zu besprechen sind.

Seit rund 200 Jahren gibt es ein eigenständiges medizinisches Fachgebiet, das den Anspruch hat, psychische Krankheiten zu behandeln: die Psychiatrie. Gemessen daran waren die medizinischen Behandlungsmöglichkeiten über erstaunlich lange Zeit sehr spärlich. Im 19. Jahrhundert verfügte man lediglich über Beruhigungs- und Schlafmittel. Außerdem war die psychotrope* Wirkung von Opiumtinktur bekannt, allerdings nicht aus der Behandlung von Krankheiten, sondern als Genussdroge. Ansonsten waren die »Curen« (Behandlungsmethoden) der Psychiatrie nach unseren heutigen Vorstellungen eher Erziehungsmaßnahmen mit recht drastischen Mitteln: Drehstuhl, Zwangsstehen, Wassergüsse, Ganzkörperpackungen u.a. – also nicht gerade »Behandlungen« in unserem heutigen Verständnis.

Erst in den ersten Jahrzehnten des 20. Jahrhunderts entwickelten sich spezifischere Möglichkeiten, die wir heute teils als seltsam, teils als grausam empfinden. Zu Beginn des Jahrhunderts fand ein österreichischer Psychiater namens Wagner von Jauregg die erste wirksame Methode zur Behandlung der Syphilis, die »Malariakur«: Abgetötete Malariaerreger wurden den Kranken in die Blutbahn gespritzt, um künstlich hohes Fieber hervorzurufen und so die Syphiliserreger abzutöten. Syphilis erzeugt im Spätstadium – mehrere Jahrzehnte nach der Erstinfektion – psychiatrische und neurologische Symptome, u.a. schwere Psychosen*. In den psychiatrischen Anstalten lebten damals ungefähr so viele Insassen mit Syphilispsychosen wie mit schizophrenen und ähnlichen Psychosen. Wagner von Jauregg erhielt den Nobelpreis für Medizin (den einzigen, der je für eine wissenschaftliche Leistung in der Psychiatrie vergeben wurde). Seine Fieberkur wurde aber recht bald durch das Salvarsan, ein arsenhaltiges Medikament, und später durch das Penicillin verdrängt, mit dem Syphilis bis heute wirksam und nebenwirkungsarm behandelt werden kann. Heute spielt Syphilis dank der frühen Erkennung und der sicheren Behandlung keine Rolle mehr in der Psychiatrie.

In den 1930er-Jahren wurden gleich mehrere Verfahren eingeführt, die in der Behandlung von Erregungszuständen aller Art einen wichtigen Fortschritt bedeuteten, aber mit zum Teil gravierenden Nebenwirkungen belastet waren. Bei der »Insulinkur« wurde den Patienten Insulin gespritzt, um sie entweder in ein künstliches Koma zu versetzen oder – über mehrere Tage hinweg – in ständiger Unterzuckerung zu halten. Dieser Zustand war nicht nur extrem unangenehm, sondern beeinträchtigte auch die Funktion der Gehirnzellen, denn diese benötigen eine ständige gleichmäßige Zufuhr von Sauerstoff und Traubenzucker (»Blutzucker«).

Es folgte die Elektrokrampftherapie (EKT – »Elektroschock«), die künstliche Auslösung epileptischer Krampfanfälle im Gehirn durch einen kurzen Stromstoß zwischen zwei Plattenelektroden, die seitlich an den Kopf gehalten wurden. Dieses Verfahren war damals mit dem Risiko von Wirbelkörper- und anderen Knochenbrüchen, mit Zungenbiss und Gedächtnisstörungen behaftet, außerdem kam es ebenso wie bei Epilepsiekranken zu hirnorganischen Veränderungen.

Während die Elektrokrampftherapie damals eine sehr problematische Behandlung war, wird sie heute unter ganz anderen Bedingungen durchgeführt und hat viel von ihrem damaligen Schrecken verloren. Wir gehen darauf im Kapitel »Antidepressiva« näher ein, weil die EKT vor allem zur Behandlung schwerer Depressionen* eingesetzt wird.

Eine weitere »Kur«, die Erzeugung epileptischer Anfälle durch Injektion der Substanz Pentetrazol (Cardiazol®), war kurz vor der EKT durch den ungarischen Psychiater Ladislas Joseph von Meduna bekannt gemacht worden. Sie wurde durch die EKT aber weitgehend verdrängt.

Der portugiesische Neurologe Antonio Egas Moniz begann in den 1930er-Jahren mit dem ersten Verfahren der »Psychochirurgie«, der Lobotomie, bei der die Nervenbahnen zwischen Thalamus und Stirnhirn durchtrennt wurden. Sein Ziel war die Behandlung akuter Psychosen. Bei dieser Behandlung bohrte man ein Loch in den Schädelknochen, drang durch dieses mit einem Eisenstab ins Hirn ein und zerstörte Teile der weißen Hirnmasse. 1945 erfand Moniz eine einfachere und schnellere Methode, die »ice-pick lobotomy«. Anders als bei der alten Methode stieß man mit einem eispickelähnlichen Gegenstand direkt durch den Knochen (hier nahm man des Öfteren einen Hammer zu Hilfe). Als Folge beider Methoden trat eine Persönlichkeitsänderung mit Störung des Antriebs und der Emotionalität auf. Bis in die 1950er-Jahre wurden sie außerdem durchgeführt, um angebliche Perversionen des menschlichen Geistes zu kurieren, so in Schweden bei Homosexuellen und Kommunisten. Egas Moniz erhielt 1949 den Nobelpreis für Medizin.

Die Lobotomie wurde später durch »stereotaktische« Operationen ersetzt. Bei diesen Eingriffen am Gehirn können mit Hilfe eines Rahmensystems und einer dünnen Sonde über ein kleines Bohrloch im Schädel tiefe Hirnstrukturen millimetergenau aufgesucht werden. Ziel ist die exakte Ausschaltung von Kerngebieten im Gehirn, von denen man annimmt, dass sie für bestimmte Krankheiten verantwortlich sind. Während solche Eingriffe in der Neurologie eine gewisse Rolle spielen, sind sie aus der Behandlung psychischer Störungen weitgehend verschwunden.

Zusammengenommen hatte man bis zur Mitte des vorigen Jahrhunderts also nur wenige, größtenteils risikoreiche medizinische Behandlungsmöglichkeiten, vor denen uns heute gruselt, die damals aber damit gerechtfertigt wurden, dass es zu ihnen keine Alternativen gab.

Dann jedoch ging es Schlag auf Schlag.

Einführung der modernen Psychopharmaka

Jahr	Substanz	Gruppe
1949	Lithium (Hypnorex®, Quilonum®)	Phasenprophylaktikum
1952	Chlorpromazin (Propaphenin®)	Neuroleptikum
1957	Imipramin (Tofranil®)	Antidepressivum
1958	Haloperidol (Haldol®)	Neuroleptikum
1960	Chlordiazepoxid (Librium®)	Benzodiazepin*-Tranquilizer
1963	Diazepam (Valium®)	Benzodiazepin-Tranquilizer

Den Anfang machte 1949 das Lithium, mit dem man erstmals manische* Psychosen wirksam behandeln konnte. Später entdeckte man, dass es außerdem bei manischen und depressiven Phasen vorbeugend wirkt, und nannte diese Wirkung »Phasenprophylaxe«.

1952 kam Chlorpromazin unter dem Markennamen Megaphen® auf den Markt, das erste Neuroleptikum. Es gehört zu den stark dämpfenden Neuroleptika, so dass man eine extreme Sedierung* in Kauf nehmen muss, um eine ausreichende antipsychotische Wirkung zu erzielen. Überspitzt könnte man sagen, dass durch Chlorpromazin aus den »Wachsälen« der großen Anstalten »Schlafsäle« wurden. Chlorpromazin ist heute noch unter dem Namen Propaphenin® erhältlich, wird aber nur noch selten verwendet, weil spätere Präparate bei gleich guter Wirkung weniger Nebenwirkungen haben.

Im Jahr 1957 folgte Imipramin (Tofranil®), das erste Antidepressivum, das auch heute noch zu den Standardsubstanzen dieser Gruppe gehört. Antidepressiva werden, wie der Name schon sagt, vor allem zur Behandlung von Depressionen* eingesetzt, daneben sind sie auch wirksam bei Angst- und Zwangsstörungen und einer Reihe anderer Diagnosen.

Haloperidol, bis Ende des 20. Jahrhunderts das Standard-Neuroleptikum im deutschsprachigen Raum, ist seit 1958 im Handel. Es bietet die Möglichkeit einer antipsychotischen Abschirmung ohne starke Sedierung, hat allerdings eine Reihe anderer ernster Nebenwirkungen, vor allem auf die Motorik*.

1960 und 1963 wurden die ersten beiden Tranquilizer (Beruhigungs- und Schlafmittel) der heute dominierenden chemischen Gruppe der Benzodiazepine eingeführt: Chlordiazepoxid (Librium®) und Diazepam (Valium®). Sie verdrängten rasch die bis dahin gängigen Barbiturate*, die bei etwa gleichem Wirkungsspektrum ein höheres Nebenwirkungsrisiko hatten. Den beiden ersten Substanzen folgten etliche weitere, die aber kaum neue Behandlungsoptionen eröffneten. Heute bilden sie einen riesigen Markt, wobei nur ein kleiner Teil der Verordnungen von psychiatrischen Fachärzten stammt, der größte Teil wird von Hausärzten und Fachärzten anderer Richtungen verschrieben.

In einem Zeitraum von wenig mehr als einem Jahrzehnt hatte sich somit die medizinische Psychiatrie völlig verändert. Die Ärzte verfügen seitdem über differenzierte Behandlungsstrategien, und alle Beteiligten gehen heute selbstverständlich davon aus, dass es zu jeder psychischen Störung ein passendes, mehr oder weniger spezifisches Medikament geben müsste.

Ohne die großen Fortschritte der Psychopharmakaforschung bestreiten zu wollen, möchten wir solche Vorstellungen aber doch infrage stellen. Zum einen wirken Psychopharmaka längst nicht so spezifisch und passgenau, wie oft behauptet wird, und zum anderen gibt es keineswegs zu jeder psychischen Problematik ein wirksames Medikament. Wenn Sie sich die Mühe der Lektüre dieses Ratgebers machen, werden Sie hoffentlich am Ende des Buches ein genaueres Bild von den Möglichkeiten und Grenzen der Psychopharmaka haben.

Eigentlich sagt es schon der Name – ein Antidepressivum ist ein Medikament gegen Depressionen. Das ist zunächst auch zutreffend, alle Substanzen dieser Gruppe wirken mehr oder weniger gut gegen depressive Störungen. Allerdings ist es nicht ganz so einfach, denn

- die Psychiater meinen mit »Depression« nicht das Gleiche wie Laien,
- Antidepressiva werden auch gegen einige andere Störungen* mit Erfolg eingesetzt, und
- nicht alle Medikamente, die bei Depressionen verordnet werden, gehören zur Gruppe der Antidepressiva.

Was ist eine Depression?

Nicht jede Form der niedergeschlagenen oder traurigen Stimmung ist im medizinischen Sinne eine Depression. Deswegen helfen die Medikamente, die wir in diesem Kapitel vorstellen, auch nicht einfach gegen schlechte Laune jeglicher Art. Vielmehr ist Depression im wissenschaftlichen Sprachgebrauch ein Syndrom*, zu dem – individuell verschieden – sehr viele einzelne Symptome gehören können. Jede Depression sieht anders aus (und fühlt sich anders an), und es gibt kein Merkmal, das alle Formen der Depression gemeinsam haben.

Allgemein lässt sich sagen, dass Depressionen in der Regel sehr quälend sind. Fast immer gehört eine veränderte Stimmung dazu, die Psychiater sprechen von »Verstimmung« und rechnen die Depressionen deswegen zu den »affektiven*« Störungen. Die Stimmung kann leer und stumpf, apathisch, tieftraurig, verzweifelt oder ängstlich sein, gelegentlich auch reizbar und mürrisch. Häufig erleben depressive Menschen ein »Gefühl der Gefühllosigkeit«, das heißt, sie spüren die normale Bandbreite der Gefühle und Affekte nur stark eingeschränkt oder überhaupt nicht.

Daneben ist meist auch der kognitive Bereich betroffen, also Wahrnehmung und Denken. Viele Depressive haben das Empfinden, keine klaren Gedanken fassen zu können (Denkhemmung) oder an bestimmten Gedanken regelrecht festzuhängen (Grübeln). Inhalte des Grübelns sind vor allem negative Themen wie Verarmung, Schuld oder Krankheit. Im Extremfall kommt es zur Entwicklung regelrechter Wahnideen (psychotische Depression).

Auch das Erinnerungsvermögen kann eingeschränkt sein (Gedächtnishemmung). Darüber hinaus fällt es den meisten schwer, sich zu Aktionen aller Art aufzuraffen, so dass sie sich am liebsten im Bett verkriechen würden – dort geht es ihnen allerdings häufig auch nicht viel besser (Antriebshemmung). Einige Menschen erleben die Depression allerdings eher so, dass sie überhaupt nicht zur Ruhe kommen, sie laufen ziellos hin und her auf der vergeblichen Suche nach Hilfe und Auswegen (Antriebssteigerung). Sie fühlen sich wie ein Goldhamster im Tretrad.

Bei einer Depression ist die allgemeine Leistungsfähigkeit mehr oder weniger stark herabgesetzt. Häufig sind Betroffene nicht mehr arbeitsfähig, im Extremfall sind sie während ihrer depressiven Episoden vollständig auf fremde Hilfe angewiesen.

Oft sind auch körperliche Funktionen reduziert, insbesondere alles, was mit Lustempfinden zu tun hat: Appetit und Durst, Sexualität, Genusserleben jeglicher Art. Es kann zu Verstopfung und zum Rückgang der Orgasmusfähigkeit kommen. Fast immer ist der Schlaf deutlich beeinträchtigt (Ein- und Durchschlafstörungen). Unspezifische Körperstörungen können hinzukommen, beispielsweise Kopfschmerzen oder andere, zunächst unerklärliche Schmerzen. Diese »Vitalsymptome« sind oft der Anlass für einen Arztbesuch und führen nicht selten zu unnötiger Diagnostik und Behandlungsversuchen in diversen Fachgebieten der Körpermedizin, die mehr schaden als nützen können, wenn eine unerkannte Depression hinter den Beschwerden steht.

Das Befinden kann gleichmäßig oder schwankend sein. Manche Menschen fühlen sich zu bestimmten Tageszeiten besonders depressiv (Morgen- oder Abendtief), zu anderen dagegen nahezu unbeeinträchtigt. Insgesamt leiden aber alle Patienten unter ihrer Depression, manche sogar so stark, dass sie an Selbsttötung als vermeintlichen Ausweg denken (Suizidgefährdung*).

Dazu trägt das Erleben bei, die Depression werde niemals aufhören, es gebe keine Hoffnung auf Besserung (Pessimismus). Das trifft übrigens nicht zu: Depressionen können zwar monatelang anhalten und für die Betroffenen eine starke Belastung darstellen, aber sie klingen wieder ab. Sie sind also nicht so endlos und hoffnungslos, wie die Betroffenen es in der Depression selbst häufig empfinden.

Bevor wir Ihnen die Medikamente zur Behandlung von Depressionen näher vorstellen, möchten wir betonen, dass eine Vertrauensperson, die Ihnen beisteht, ein wichtiger Ausgangspunkt jeder Hilfe sein sollte. Dies kann jemand aus der Familie oder dem Bekanntenkreis sein, ein Genesungsbegleiter*, Ihr Hausarzt, Facharzt oder Psychotherapeut. Unter den gezielten professionellen Hilfen spielt Psychotherapie eine ebenso wichtige Rolle wie Medikamente.

Wirkmechanismus der Antidepressiva

Die meisten Antidepressiva wirken – wie viele andere Psychopharmaka – durch Beeinflussung des Stoffwechsels von Botenstoffen (Neurotransmittern*) im synaptischen* Spalt, und zwar indem sie die Wirkung der beiden Neurotransmitter Noradrenalin und Serotonin verstärken. Dabei scheint es für die Depressionslösung in etwa gleich günstig zu sein, ob entweder Noradrenalin oder Serotonin oder beide Botenstoffe verstärkt werden. Es gibt daher Untergruppen der Antidepressiva, je nachdem, auf welchen Neurotransmitter sie wirken; das ist für die erwünschte Wirkung nebensächlich, führt jedoch zu Unterschieden bei den Nebenwirkungen, wie wir später noch zeigen werden.

Wie kommt es nun zu einer verstärkten Wirkung der Neurotransmitter?

Die Wirkung von Antidepressiva an der Synapse*

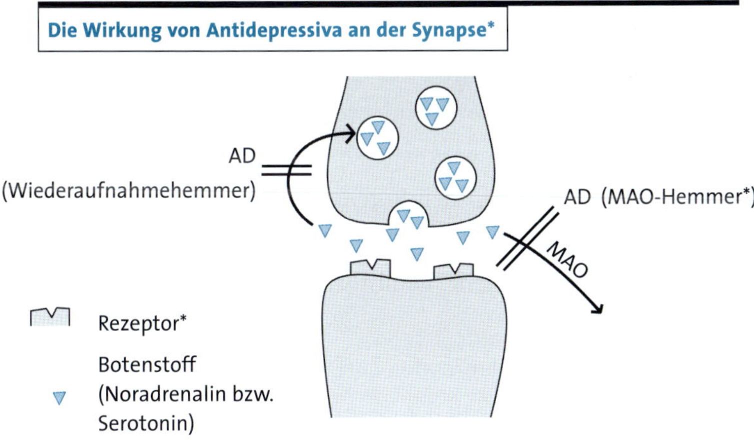

Dazu zeigt die Abbildung schematisch den synaptischen Spaltraum mit den präsynaptischen* Speichern, die den Botenstoff Noradrenalin bzw. Serotonin enthalten und bei Eintreffen von Reizen in den Spaltraum ausschütten. Dort können diese Moleküle sich an »ihre« Rezeptoren anlagern und so eine elektrische Entladung auslösen.

Da nun immer wieder Neurotransmitter-Moleküle ausgeschüttet werden, würde sich ihre Zahl im Spaltraum im Laufe der Zeit unendlich erhöhen – es muss also Mechanismen geben, ihre Konzentration dort zu reduzieren. Dafür gibt es zwei Wege: Der eine besteht darin, dass fortlaufend Moleküle wieder in die präsynaptischen* Speicher aufgenommen werden. Es besteht also ein Kreislauf zwischen der Ausschüttung und Wiederaufnahme der Neurotransmitter. Der andere Weg ist der chemische Abbau der Botenstoffe durch Enzyme; auch dieser Prozess findet fortlaufend statt und trägt zur Verringerung der Konzentration der Botenstoffe an der Synapse bei.

Die meisten Antidepressiva hemmen die Wiederaufnahme von Noradrenalin und/oder Serotonin und erhöhen auf diese Weise deren Konzentration im synaptischen Spalt, so dass es häufiger zu einer Anlagerung an Rezeptoren und damit zu einer verstärkten Weiterleitung eintreffender Reize kommt. Während viele ältere, trizyklische* Antidepressiva die Wiederaufnahme beider Stoffe hemmen, wirken die meisten neueren Substanzen vor allem hemmend auf den Botenstoff Serotonin. Für die erwünschte antidepressive Wirkung ergeben sich daraus keine wesentlichen Unterschiede, wohl aber für unerwünschte Nebenwirkungen.

Nur wenige Antidepressiva entfalten ihre Wirkung, indem sie den chemischen Abbau der Neurotransmitter behindern. Sie blockieren die Wirkung eines der Abbauenzyme, der Monoaminooxidase (MAO), und heißen darum »MAO-Hemmer«.

Einige Antidepressiva haben noch andere, kompliziertere Wirkmechanismen, auf die wir hier nicht näher eingehen wollen (Bupropion, Mianserin, Mirtazapin, Trazodon, Venlafaxin und Agomelatin).

Aus der Kenntnis dieser biochemischen Wirkung antidepressiver Medikamente lassen sich Rückschlüsse ziehen: Depressionen gehen vermutlich mit einer verminderten Funktion der Neurotransmitter Noradrenalin und Serotonin einher, also einer »Stoffwechselstörung im Gehirn«. Allerdings ist damit die Ursache depressiver Zustände nicht geklärt (vgl. dazu unsere Ausführungen im Kapitel »Neuroleptika«, Seite 129).

In der Tabelle auf der nächsten Seite haben wir die Substanzen entsprechend ihren Wirkmechanismen gruppiert.

Neuerdings beanspruchen die Hersteller einiger atypischer* Neuroleptika, etwa Quetiapin (Seroquel®), Ziprasidon (Zeldox®) und Olanzapin (Zyprexa®), für diese Substanzen auch antidepressive Wirksamkeit. Angesichts der uneinheitlichen Studienlage und aufgrund unserer eigenen praktischen Erfahrungen sehen wir diese Entwicklung mit großer Zurückhaltung und empfehlen Ihnen nach Möglichkeit bei den bewährten Substanzen zu bleiben, die wir in diesem Kapitel besprechen. Auch im Kapitel »Phasenprophylaktika« gehen wir näher darauf ein.

Johanniskraut haben wir in unsere Liste aufgenommen, weil es nachweisbar antidepressiv wirkt. Zwar ist es nicht so stark wie die meisten Antidepressiva, für leichte und mittelschwere Depressionen reicht es aber in vielen Fällen aus.

Antidepressiva

Substanzen mit stimulierender Wirkung	Trizyklische* Antidepressiva (TZA)	Nortriptylin (Nortrilen®) Imipramin (Tofranil®) Clomipramin (Anafranil®)
	Neuere Antidepressiva (SSRI* u. a.)	Fluoxetin (Fluctin®) Fluvoxamin (Fevarin®) Paroxetin (Seroxat® / Tagonis®) Citalopram (Cipramil®) Escitalopram (Cipralex®) Venlafaxin (Trevilor®) Duloxetin (Cymbalta®) Sertralin (Gladem® / Zoloft®) Reboxetin (Edronax® / Solvex®) Bupropion (Elontril®) Agomelatin (Thymanax® / Valdoxan®)
Substanzen mit sedierender* Wirkung	Trizyklische Antidepressiva (TZA)	Amitriptylin (Saroten®) Amitriptylinoxid (Equilibrin®) Doxepin (Aponal®) Trimipramin (Stangyl®) Trazodon (Thombran®) Dosulepin (Idom®)
	Andere klassische Antidepressiva	Maprotilin (Ludiomil®) Mianserin (Tolvin®)
	Neuere Antidepressiva (SSRI u. a.)	Mirtazapin (Remergil®)
Weitere antidepressiv wirkende Substanzen	Pflanzliche Mittel	Hypericin (Johanniskraut, diverse Präparate)

Antidepressive Wirkung

Antidepressiva haben, wie die Fachleute es ausdrücken, eine »depressionslösende« Wirkung. Das heißt, nicht nur Ihre Stimmung kann sich aufhellen, sondern alle im vorigen Abschnitt aufgezählten Symptome können durch die Wirkung eines Antidepressivums gebessert werden. Sie könnten also beispielsweise erleben, dass es wieder leichter fällt, am Leben um sich herum teilzunehmen, sich über Ereignisse zu freuen, sich zu Aktivitäten zu entschließen, sich aber auch nach getaner Arbeit zu entspannen und freie Zeit zu genießen.

Diese Wirkung tritt allerdings meist nur allmählich ein, in der Regel erst im Verlauf von zwei bis vier Wochen nach Beginn der Einnahme; erste Besserungen werden manchmal auch schon nach acht bis zehn Tagen bemerkt (Zeitregel). Der Eintritt dieser Wirkung ist daran gebunden, dass die tägliche Dosis ausreichend hoch ist (Dosisregel). Beispielsweise wird für Amitriptylin mindestens 150 mg täglich als antidepressiv wirksame Standarddosis* angegeben, im höheren Lebensalter und bei Lebererkrankungen entsprechend weniger.

Außerdem erlebt nicht jeder die Wirkung gleich: Einige haben das Gefühl, die Depression mehr oder weniger überstanden zu haben, andere dagegen erleben nur eine geringe Besserung. Deswegen ist es manchmal schwer abzuschätzen, ob das Medikament im Einzelfall tatsächlich anschlägt. Ohnehin wird die eigentliche biochemische Wirkung erheblich durch Plazeboeffekte* verstärkt, wie viele Studien gezeigt haben.

Selbst bei einem passenden zeitlichen Zusammenhang zwischen Verordnung und rückläufigen Beschwerden können Sie nicht immer sicher beurteilen, ob eine Besserung des Befindens auf die Einnahme des Antidepressivums zurückzuführen ist oder ob die Depression nicht auch ohne Medikament abgeklungen wäre. Eine endlose akute Depression gibt es nicht!

Wenn das Medikament eine gute oder wenigstens befriedigende Wirkung zeigt, empfehlen die Ärzte Ihnen in der Regel eine weitere Einnahme und zwar mindestens so lange, bis Sie das sichere Gefühl haben, die Depression gänzlich überstanden zu haben. Sie sollten also noch nicht reduzieren, wenn Sie sagen können: »Es geht mir schon besser« oder »So kann ich es wenigstens aushalten«, sondern es sollte schon heißen: »Jetzt ist mein Befinden wieder normal, ich bin aus der Depression heraus«. Das Risiko eines Rückfalls* ist hoch, wenn Sie die antidepressive Medikation schon vorher absetzen.

Die Frage, ob Sie das wirksame Mittel dann noch längere Zeit zur Vorbeugung nehmen sollten, besprechen wir später in diesem Kapitel.

Welche Möglichkeiten stehen zur Verfügung, wenn das Medikament keine nennenswerte Besserung bewirkt?

In den meisten Fällen wird Ihr Arzt Ihnen dann empfehlen, auf ein anderes Antidepressivum umzusteigen, möglichst eines, das hinsichtlich der chemischen Struktur und der Wirkungscharakteristik von der vorherigen Substanz deutlich verschieden ist – also beispielsweise von Doxepin auf Mirtazapin oder von Fluoxetin auf Imipramin. Allerdings gelten dann wieder Dosis- und Zeitregel: Eine ausreichende Tagesdosis ist erforderlich und eine spürbare Wirkung tritt um mehrere Wochen verzögert ein.

Den meisten Menschen mit Depressionen kann man mit antidepressiven Medikamenten zu einer erheblichen Besserung oder zumindest einer deutlichen Linderung ihrer Beschwerden verhelfen. Allerdings können etliche Wochen vergehen, bis das richtige Medikament gefunden ist und greift, so dass wegen des quälenden Befindens Hilfen zur Überbrückung erforderlich werden. Darauf kommen wir im Abschnitt »Weitere Behandlungsmöglichkeiten bei Depressionen« zurück. Zuvor möchten wir Ihnen noch einen Überblick über die weiteren therapeutisch nutzbaren Wirkungen der Antidepressiva geben.

Wirkung auf den Antrieb

Wie die Übersicht auf Seite 58 zeigt, haben Antidepressiva eine unterschiedliche Wirkung auf den Antrieb: Einige Substanzen wirken eher stimulierend, das heißt, sie steigern den Antrieb. Diese Wirkung kann angenehm sein, wenn Sie sich in der Depression innerlich leer und versteinert fühlen und besonders darunter leiden, sich zu keiner Handlung aufraffen zu können. Wenn Sie sich dagegen sehr angespannt fühlen, ziellos umherlaufen oder viel grübeln, können diese Mittel ungünstig sein, da sie solche Beschwerden eher noch verstärken.

Andere Antidepressiva wirken dagegen sedierend (dämpfend), das heißt, sie beruhigen, machen eventuell müde und erleichtern dadurch das Schlafen. Als besonders nützlich erweisen sie sich bei den eben erwähnten Depressionen mit gesteigertem Antrieb. Aber auch wenn Sie in ihrer Depression nach außen hin antriebsarm wirken, sich aber innerlich wie ein Goldhamster im Tretrad fühlen, können Sie durch eine medikamentös bewirkte Dämpfung eine Entlastung von diesem Druck erfahren.

Für die Antriebswirkungen gelten Zeit- und Dosisregel nicht – die Wirkungen treten rasch ein und sind auch bei niedrigen Dosierungen zu erwarten, wenn auch entsprechend schwächer. Daher können beispielsweise schon geringe Dosierungen von Amitriptylin oder Mirtazapin beruhigend und Schlaf fördernd wirken, was für die Betroffenen oft eine deutliche Besserung des Befindens bedeutet. Umgekehrt können stimulierende Antidepressiva wie Venlafaxin oder Citalopram durch die anregende Wirkung schon in den ersten Tagen die Bewältigung des Alltags erleichtern. Solche ersten Zustandsverbesserungen können Ihnen helfen, die Zeit bis zum Eintritt der eigentlichen Depressionslösung zu überbrücken.

Allerdings sollten Sie gerade bei stimulierenden Substanzen auf ein Risiko besonders achten: Wenn der Antrieb steigt, bevor die Depression im Kern des Erlebens – Pessimismus, quälendes Leiden – gebessert ist, kann sich die Suizidgefahr* erhöhen, weil der depressive Mensch nun handlungsfähig ist. Sprechen Sie darüber unbedingt mit Ihrem Arzt!

Wirkung auf Ängste

Unter der Einnahme von Antidepressiva können sich Angststörungen* unterschiedlicher Art erheblich bessern, allerdings – ähnlich wie bei Depressionen – nur bei ausreichender Dosierung und erst mit einer Verzögerung von zwei bis vier Wochen. Die Wirkung wird anders als bei Tranquilizern erlebt, die ja eine sofort spürbare, Angst lösende Wirkung haben und deshalb bei längerer Einnahme auch zur Entwicklung von Abhängigkeit und Sucht führen können. Ein solches Risiko gibt es bei Antidepressiva nicht. Darum eignen sie sich gut für eine Langzeit-Einnahme, wenn es Ihnen nicht gelingen sollte, ohne ein Medikament mit Ihrer Angst oder mit Ihren Panikattacken fertig zu werden.

Die wichtigste Hilfe bei allen Arten von Angststörungen ist aber die Psychotherapie. Das gilt ganz besonders bei Ängsten vor bestimmten Situationen oder Objekten (Phobien). Psychopharmaka haben hier nur eine unterstützende Funktion.

Wirkung auf Zwänge

Auch bei Zwangsgedanken und Zwangshandlungen sind Antidepressiva gut wirksam, vor allem solche, die auf den Neurotransmitter* Serotonin wirken (Clomipramin, Fluoxetin, Fluvoxamin, Sertralin, Citalopram). Allerdings sind relativ hohe Dosierungen erforderlich und Sie brauchen viel Geduld, denn die Medikamente wirken manchmal erst nach einigen Monaten.

Schmerzlindernde Wirkung

Antidepressiva werden auch in der Schmerztherapie eingesetzt, vor allem in Kombination mit anderen Substanzen, von denen dann geringere Mengen erforderlich sein können. Neben den schweren Schmerzzuständen bei Krebserkrankungen, nach Amputationen oder bei rheumatischen Erkrankungen können Antidepressiva auch bei Migräne oder Fibromyalgie (»Weichteilrheuma«) gute Erfolge zeigen.

Weitere Wirkungen

Antidepressiva werden außerdem noch bei Bulimie (Ess-Störung mit Fressattacken), Entzugserscheinungen von Alkohol, Tranquilizern oder Opiaten*, chronischer Müdigkeit, Verstimmungszuständen im Zusammenhang mit der Regelblutung, posttraumatischen Belastungsstörungen und gegen Verstimmungszustände bei Persönlichkeitsstörungen eingesetzt.

Unerwünschte Wirkungen

Antidepressiva haben – je nachdem, auf welche Neurotransmitter sie wirken – unterschiedliche Nebenwirkungen (Detailinformationen im Abschnitt über die einzelnen Präparate). Besonders in den ersten Wochen der Behandlung müssen alle Beteiligten – Patienten, Angehörige, Ärzte und weitere Helfer – sorgfältig auf die Gefahr suizidaler Ideen und Handlungen achten. Solche Tendenzen können sich, wie bereits erwähnt, unter Antidepressiva manchmal vorübergehend sogar verstärken, und zwar vor allem in den ersten Wochen, wenn das depressive Erleben insgesamt noch nicht gelöst ist.

Alle Antidepressiva (auch die dämpfenden Substanzen!) können dazu beitragen, dass Sie aus der Depression in eine Manie* oder eine Hypomanie* geraten. Dieses sogenannte Switch*-Risiko scheint bei trizyklischen Antidepressiva höher zu sein als bei den meisten neueren Substanzen. Wenn Sie einen solchen Switch unter einem Antidepressivum erleben, muss dies aber nicht bedeuten, dass Sie unter einer bipolaren* (manisch-depressiven) Störung leiden; nähere Erläuterungen finden Sie im Kapitel »Phasenprophylaktika«.

Auch akute Psychosen* anderer Art, z. B. mit Wahnsymptomen, können unter Antidepressiva leichter entstehen. Insofern sind die Antidepressiva in ihrer Wirkung den Neuroleptika sozusagen entgegengesetzt: Diese eignen sich zur Behandlung von Psychosen, können aber zu Depressionen führen.

Über die dämpfende Wirkung vieler Antidepressiva haben wir ja bereits berichtet. Je nachdem, wie es Ihnen geht, können Dämpfung und Müdigkeit natürlich auch eine unerwünschte Wirkung darstellen.

Trizyklische Antidepressiva können darüber hinaus vor allem folgende unerwünschte Wirkungen haben: Mundtrockenheit, Schwitzen, Verstopfung, Störungen beim Wasserlassen, Muskelzittern (Tremor), Störungen der Kreislaufregulation, niedrigen Blutdruck, Pulsbeschleunigung, Appetitsteigerung, Gewichtszunahme und Störungen der sexuellen Funktionen. Nähere Einzelheiten zu den Problemen der Gewichtszunahme und weiterer Stoffwechselstörungen können Sie im Kapitel »Neuroleptika« (Seite 146) nachlesen. Besonders gefährlich ist die gelegentliche Entstehung von Herzrhythmusstörungen durch verzögerte Erregungsüberleitung am Herzen (ähnlich wie bei den trizyklischen Neuroleptika), deswegen werden trizyklische Antidepressiva bei bestimmten Herzerkrankungen in der Regel nicht verordnet.

Bei der Einnahme von Serotonin-Wiederaufnahmehemmern können Übelkeit, Erbrechen, Appetitminderung, Mundtrockenheit, Kopfschmerzen, Ängstlichkeit, Reizbarkeit, Unruhe, Schlafstörungen, allergische Hautreaktionen und sexuelle Funktionsstörungen auftreten. Neuerdings wurde bekannt, dass Herzrhythmusstörungen unter diesen Medikamenten ebenfalls auftreten können.

Die unerwünschten Wirkungen von MAO-Hemmern* (Moclobemid, Tranylcypromin), Agomelatin und Johanniskraut besprechen wir bei der Vorstellung der Substanzen weiter unten.

Kombinationen mehrerer Antidepressiva können unerwünschte Wechselwirkungen hervorrufen. Dies gilt zum Beispiel für Kombinationen trizyklischer Antidepressiva (TZA) mit Bupropion, Fluoxetin, Paroxetin oder Fluvoxamin: Bei solchen Kombinationen können die Konzentrationen der TZA bis in riskante Bereiche erhöht sein.

Wenn Sie neben einem Antidepressivum Medikamente gegen erhöhten Blutdruck, Herzrhythmusstörungen, Harninkontinenz oder gegen Allergien wie z. B. Heuschnupfen einnehmen, sollten Sie Ihren Arzt nach Wechselwirkungen fragen; die Wirkung dieser Medikamente kann abgeschwächt oder verstärkt werden, oder es können Erregungszustände auftreten. Auch Kombinationen bestimmter Neuroleptika und Antidepressiva können Erregungszustände auslösen.

Während der Einnahme eines Antidepressivums sollten Sie mit Alkohol sehr vorsichtig umgehen – das Medikament kann die Wirkung des Alkohols erheblich und kaum abschätzbar verstärken. Für Autofahren, Bedienung von Maschinen und andere Tätigkeiten, bei denen es auf schnelle und exakte Reaktionen ankommt, gilt auf jeden Fall »null Promille«! Ähnlich verhält es sich bei der Kombination mit anderen sedierenden* Substanzen, zum Beispiel Tranquilizern, Schlafmitteln oder schwachpotenten Neuroleptika.

Einige Antidepressiva – z. B. Agomelatin (Valdoxan®), Amitriptylin (Saroten®), Clomipramin (Anafranil®), Duloxetin (Cymbalta®), Fluvoxamin (Fevarin®), Imipramin (Tofranil ®) und Mirtazapin (Remergil®) – werden bei Rauchern schneller abgebaut, sodass höhere Dosierungen erforderlich sein können. Wenn Sie dann plötzlich mit dem Rauchen aufhören, kann die Wirkung dieser Medikamente erheblich verstärkt werden.

Wenn Sie einen MAO-Hemmer einnehmen, dürfen Sie zahlreiche andere Medikamente nicht gleichzeitig einnehmen, z. B. andere Antidepressiva, Lithium oder bestimmte Schmerzmittel; bitte sprechen Sie auf jeden Fall vorher mit Ihrem Arzt!

Weitere Behandlungsmöglichkeiten bei Depressionen

Um depressiven Menschen in ihrer Not zu helfen, reicht eine medizinische Behandlung allein nicht aus. Die Basis ist eine haltende und stützende Beziehung zu einem oder mehreren professionellen Helfern mit der Möglichkeit zu Gesprächen, Beratung der Angehörigen und Sicherung gegen die Gefahr suizidaler Handlungen. Das gilt zwar ebenso für die meisten psychischen Störungen, für Depressionen wegen der oftmals quälenden, ja unerträglichen Symptome aber in besonderem Maße.

Im Rahmen dieses Ratgebers wollen wir uns trotzdem auf die Darstellung der medizinischen Behandlungsmöglichkeiten beschränken. Informationen über psychotherapeutische Hilfen finden Sie im »Wegbegleiter Psychotherapie« (2009, Literaturhinweis im Anhang).

Wir haben schon erwähnt, dass Sie allein mit der Verordnung eines oder auch eines zweiten Antidepressivums nicht immer eine ausreichende Besserung der depressiven Beschwerden erreichen können. In solchen Situationen gilt es zunächst zu prüfen, ob die Zeit- und die Dosisregel eingehalten wurden: Haben Sie die Medikamente in ausreichender Dosierung über mindestens vier Wochen eingenommen? Wenn trotzdem keine ausreichende Lösung der Depression eingetreten ist, gibt es weitere

Behandlungsansätze, die je nach Lage des Einzelfalls weiterhelfen können.

Zunächst gibt es eine Reihe von Kombinationen mit zusätzlichen Medikamenten, und zwar

- mit antipsychotischen Substanzen (mittel- oder hochpotenten Neuroleptika), insbesondere bei der Entwicklung von Wahnideen,
- mit dämpfenden Substanzen (Tranquilizern und/oder niederpotenten Neuroleptika) bei starker innerer oder motorischer Unruhe, zur Sicherung des Nachtschlafs und zur Entlastung von innerer Anspannung und Verzweiflung;
- mit Lithium als Versuch einer Verstärkung der antidepressiven Wirkung.

Die Kombination mehrerer Antidepressiva ist eine weitere Möglichkeit, mit der Ärzte eine Verstärkung der antidepressiven Wirkung zu erreichen versuchen.

Außerdem gibt es weitere medizinische Behandlungsmaßnahmen, die wir kurz vorstellen möchten, auch wenn es sich nicht um medikamentöse Behandlungen handelt. Dies sind der Schlafentzug, die Lichttherapie und die Elektrokrampfbehandlung.

Schlafentzug ▶ Dass Schlafentzug bei Depressionen helfen kann, wirkt auf den ersten Blick paradox: Der Schlaf ist doch ohnehin meistens gestört, und da soll es helfen, eine Nacht ganz auf Schlaf zu verzichten? Genau genommen genügt es, ab Mitternacht wach zu bleiben. Nicht selten ist dann am nächsten Tag die Depression wie »weggeblasen«, man fühlt sich vielleicht sogar euphorisch. Jedoch hält diese Wunderwirkung in der Regel nicht lange an, meist kehrt das depressive Befinden schon am nächsten oder übernächsten Tag zurück. Immerhin können Sie sich mit dieser einfachen Methode eine Atempause von Ihren Beschwerden verschaffen, und Sie können erleben, dass Ihre Depression doch nicht so »ewig« anhält, wie Sie befürchten. Allerdings kehrt mit dem Nachlassen der Wirkung oft auch der Pessimismus zurück.

Manche Kliniken bieten ihren depressiven Patienten zwei- oder dreimal in der Woche Schlafentzug an, vor allem als Unterstützung während der »Durststrecke« bis zum Wirkungseintritt antidepressiver Medikamente, manchmal auch während der gesamten Dauer der Depression. Insgesamt ist Schlafentzug aber aufgrund der kurz anhaltenden Wirkung nur eine zusätzliche Möglichkeit, als alleinige oder hauptsächliche Behandlungsstrategie reicht er nicht aus.

Lichttherapie ▶ Auch die Lichttherapie ist eine sehr einfache, nebenwirkungsarme Behandlungsmethode. Das Prinzip: Mindestens eine halbe Stunde täglich setzt man sich einem sehr hellen Licht (mindestens 10 000 Lux) einer Speziallampe aus. Damit soll vor allem eine Besserung bei solchen Depressionen möglich sein, die im Spätherbst und Winter auftreten.

Elektrokrampftherapie ▶ Die Elektrokrampfbehandlung (EKB) oder Elektrokrampftherapie (EKT) kennen Sie vielleicht unter dem Namen »Elektroschock«, der früher – vor allem unter Laien – üblich war. Wenn Sie sich diese Behandlungsmethode allerdings so vorstellen, wie sie in dem Film »Einer flog über das Kuckucksnest« gezeigt wird, sind Sie um Jahrzehnte hinter der heutigen Durchführung zurück (die übrigens auch schon Standard war, als der Film gedreht wurde).

Es handelt sich um die künstliche Auslösung eines epileptischen Anfalls, der das ganze Gehirn erfasst (Grand-Mal-Anfall). Dazu werden zwei Plattenelektroden an den Kopf gehalten und ein Stromstoß hindurchgeschickt. Anders als früher wird die Behandlung heute unter Kurznarkose und Sauerstoffbeatmung durchgeführt. Auch der Stromstoß ist weit geringer, er soll nur so stark sein, dass er gerade ausreicht, um einen epileptischen Anfall hervorzurufen. Weil gleichzeitig mit dem Narkosemittel ein Medikament zur völligen Erschlaffung aller Muskeln gegeben wird, kommt es zudem nicht mehr zu den krampfartigen Zuckungen der Muskulatur, die sonst mit dem Grand-Mal-Anfall verbunden sind.

Die Elektrokrampfbehandlung wird typischerweise in »Serien« dreimal pro Woche durchgeführt. Eine erwünschte Wirkung tritt häufig bereits nach drei, in der Regel nach fünf bis sechs Behandlungen ein. In vielen Fällen können jedoch bis zu zwölf Behandlungen erforderlich sein.

EKT ist hinsichtlich der Ansprechrate den antidepressiven Medikamenten überlegen (80–90 gegenüber etwa 60 Prozent), allerdings hält die Wirkung oft nicht lange an. Deswegen wird die EKT meist mit einer medikamentösen Behandlung kombiniert. Manche Kliniken empfehlen sogar eine »Erhaltungs-EKT« einmal pro Woche über längere Zeit.

Die wichtigste unerwünschte Wirkung – neben den Risiken der Kurznarkose – sind Gedächtnislücken. Diese klingen meist nach einigen Wochen ab, manche bleiben aber auch dauerhaft bestehen und werden als sehr belastend erlebt. Ein Teil der EKT-Patienten leidet außerdem unter kognitiven Störungen, die Merk- und Lernfähigkeiten betreffen. Etwa ein Drittel der Patienten klagt über Kopfschmerzen.

Die Elektrokrampfbehandlung erinnert uns gerade in Deutschland meist an anrüchige Methoden der Medizin, zumal sie um 1938, also während der Nazizeit, eingeführt wurde. Bei der heutigen Durchführung treten viele früher gefürchtete Nebenwirkungen wie Schädigung von Hirnsubstanz, Wirbelkörperfrakturen oder Zungenbiss aber nicht mehr auf, so dass die EKT eigentlich ihren Schrecken weitgehend verloren hat. Sie wird auch keineswegs wie in dem Film »Einer flog über das Kuckucksnest« widerspenstigen Patienten als Strafe verabreicht, sondern vor allem bei »therapieresistenten« Depressionen angewandt, also dann, wenn die anderen Behandlungsmethoden versagt haben. Mit der Feststellung einer »Therapieresistenz« wird nach unserem Eindruck allerdings zunehmend leichtfertig umgegangen: Diverse Formen der Psychotherapie sind den meisten Menschen mit Depressionen wahrscheinlich gar nicht zugänglich – insofern ist bei der Feststellung einer »therapieresistenten« Depression im Einzelfall sicher eine kritische Prüfung geboten, welche Therapieversuche überhaupt unternommen wurden und noch unternommen werden können.

EKT wird auch zur Behandlung manischer* und anderer Psychosen* eingesetzt. Diese Indikationen* sind allerdings umstritten. Lediglich für die Behandlung der »perniziösen Katatonie*«, einer seltenen, lebensgefährlichen Form akuter Psychosen, ist EKT als Behandlung der Wahl allgemein akzeptiert.

Antidepressiva zur Vorbeugung

Wir hatten schon darauf hingewiesen, dass Sie ein wirksames Antidepressivum wenigstens so lange einnehmen sollten, bis Sie sicher sein können, die depressive Phase völlig überstanden zu haben. Dann stellt sich allerdings die Frage, wie lange die Einnahme eventuell noch zur Vorbeugung gegen erneute Depressionen zu empfehlen ist.

Wenn Sie neben einer oder mehreren Depressionen auch manische Phasen erlebt haben, also an einer »bipolaren* Störung« leiden, wird Ihr Arzt Ihnen gegebenenfalls ein Phasenprophylaktikum empfehlen (siehe S. 83 ff.). Das Gleiche gilt, wenn Sie durch ein Antidepressivum in eine Manie geraten sind (»Switch«). Antidepressiva kommen in diesen Fällen nicht in Betracht, da sie das Risiko einer Manie verstärken können.

Wenn Sie dagegen ausschließlich depressive Episoden erlebt haben, kann eine weitere Einnahme des Antidepressivums, das sich als wirksam und verträglich erwiesen hat, vorbeugend wirken. Im Gegensatz zur Langzeiteinnahme von Neuroleptika wird Ihr Arzt wahrscheinlich empfehlen, die Dosis unverändert beizubehalten, die Sie zur akuten Behandlung eingenommen haben. Sofern ein Vergleich des Einnahmezeitraumes mit der Zeit vorher bestätigt, dass das Medikament weitere Depressionen verhindert oder zumindest deutlich abschwächt, sollten Sie es über lange Zeit – mehrere Jahre – weiterhin einnehmen, bevor Sie über eine Beendigung der Behandlung nachdenken. Allerdings empfiehlt sich hier eine sorgfältige Abwägung: Zum einen kann es auch an Ihrer persönlichen Entwicklung liegen, wenn Sie weniger depressive Episoden als früher erleben; zum anderen tragen zur Wirkung der Antidepressiva erhebliche Plazeboeffekte* bei, so dass eine Langzeiteinnahme in ihrer Wirksamkeit leicht überschätzt werden kann. Sie sollten die Notwendigkeit einer solchen Maßnahme daher gründlich mit Ihrem Arzt und Personen Ihres Vertrauens erörtern.

Lithium (siehe Kapitel »Phasenprophylaktika«) ist auch bei unipolaren* Depressionen eine Alternative zur Langzeiteinnahme von Antidepressiva. In Einzelfällen wird auch die Kombination von Lithium mit einem Antidepressivum empfohlen.

Antidepressiva absetzen

Wenn Sie die antidepressive Medikation beenden wollen, sollten Sie dies vorher mit Ihrem Arzt und gegebenenfalls mit weiteren beteiligten Helfern und Angehörigen besprechen, um eine möglichst fundierte Entscheidung zu treffen.

Nach längerer Einnahme sollte das Medikament immer in mehreren kleinen Dosierungsschritten abgesetzt werden, zwischen denen einige Wochen liegen. Zum einen gibt Ihnen das die Möglichkeit, sich zu vergewissern, dass tatsächlich keine latente Depressivität mehr besteht. Zum anderen können Sie dadurch Symptome vermeiden, die beim abrupten Absetzen von Antidepressiva gelegentlich auftreten. Dazu gehören Stimmungsschwankungen und Unruhe, Übelkeit und Erbrechen, Schwindel, Abgeschlagenheit, Konzentrations- und Gedächtnisstörungen und weitere Erscheinungen. Alle diese Absetzsymptome verschwinden zwar nach einigen Tagen von selbst, treten aber bei schrittweisem Absetzen in aller Regel gar nicht auf.

Wenn Sie allerdings in einen psychotischen, manischen* oder hypomanischen* Zustand geraten sind, muss das Antidepressivum natürlich umgehend abgesetzt werden.

Antidepressiva im Einzelnen

Hier werden nun die einzelnen Antidepressiva nach Wirkstoffen alphabetisch aufgeführt. Wenn Sie den Namen Ihres Medikamentes nicht gleich finden, haben Sie die Möglichkeit, im Medikamentenverzeichnis im Anhang nachzuschlagen. Zudem finden Sie hier die üblichen Behandlungsdosierungen – die maximalen Dosierungen unter stationärer Behandlung sind in Klammern gesetzt – sowie typische Eigenschaften und Besonderheiten. Wir weisen darauf hin, dass unerwünschte Wirkungen von trizyklischen* Antidepressiva und selektiven Serotonin-Wiederaufnahmehemmern (SSRI*) im allgemeinen Teil beschrieben sind. Spezielle Anwendungsbereiche einzelner Medikamente, wie Angst- oder Zwangskrankheiten, werden hier nicht genannt.

Agomelatin (Valdoxan®)

ist ein Antidepressivum mit neuem Wirkmechanismus. Es ist nicht sedierend*, wirkt sich aber günstig auf den Nachtschlaf aus. Die empfohlene Dosis liegt bei 25 mg und ist abends vor dem Schlafengehen einzunehmen. Es liegen noch nicht genügend Studien zum Nachweis einer mit anderen Antidepressiva vergleichbaren Wirkung vor. Bei eingeschränkter Leberfunktion sind die Leberwerte zu überwachen. Wenn Sie unerwartete Nebenwirkungen haben, sollten Sie dies unbedingt Ihrem Arzt mitteilen.

Amitriptylin (Saroten®)

ist ein trizyklisches* Antidepressivum. Es hat eine sedierende Wirkung und ist somit zur Behandlung geeignet, wenn Ihre Depression mit innerer und äußerer Unruhe und Schlafstörungen verbunden ist. Die Dosis wird von zweimal 25 mg bis auf 150 mg (max. 300 mg) am Tag gesteigert. Bei Schlafstörungen sollten Sie die Hauptdosis abends nehmen. Amitriptylin steigert den Appetit und ist somit hilfreich, wenn Sie Appetitstörungen haben. Gewichtszunahme ist nicht selten.

Amitriptylinoxid (Equilibrin®) Siehe Amitriptylin.

Bupropion (Elontril®)

ist ein Antidepressivum mit atypischem Wirkmechanismus. Die Wirksamkeit gegen Depressionen ist allerdings nicht ausreichend durch wissenschaftliche Studien gesichert. Es wirkt nicht sedierend und kann darum bei Depressionen mit Hemmung und Antriebsschwäche eingesetzt werden. Die Dosis liegt bei 150 mg (max. 300 mg) pro Tag. Es kann – insbesondere in Kombination mit Neuroleptika, Antidepressiva, anderen Substanzen oder bei Überdosierung – epileptische Krampfanfälle auslösen. Unter dem Markennamen Zyban® wird es auch als »Entwöhnungshilfe« eingesetzt für Menschen, die mit dem Tabakrauchen aufhören wollen.

Citalopram (Cipramil®)

ist ein SSRI*. Es wirkt nicht sedierend und wird darum vor allem bei Depressionen mit Hemmung und Antriebsschwäche eingesetzt. Die Dosis liegt bei 20 mg (max. 40 mg) am Tag. Wenn Sie schon älter sind, oder eine eingeschränkte Leberfunktion haben, ist die maximale Dosis 20 mg pro Tag. Da es in der Anfangsphase häufig zu Appetitlosigkeit und Übelkeit kommt, empfehlen wir Ihnen, mit 10 mg anzufangen und dann zu steigern. Ebenso, wie andere SSRI kann Citalopram Herzrhythmusstörungen verursachen. Wenn Sie eine Herzerkrankung haben, oder während der Behandlung unregelmäßigen Herzschlag bemerken, sollten Sie dies mit Ihrem Arzt besprechen. Außerdem ist die Kombination mit anderen, den Herzrhythmus verändernden Medikamenten zu vermeiden, hierzu gehören auch viele Antidepressiva und Neuroleptika.

Clomipramin (Anafranil®)

ist ein trizyklisches* Antidepressivum. Es ist nur leicht sedierend und kann in den ersten Tagen der Behandlung innere Unruhe und Schlafstörungen verursachen. Die Tagesdosis sollte von zweimal 25 mg in mehreren Tagen auf zweimal 50 mg (max. dreimal 75 mg) gesteigert werden.

Dosulepin (Idom®)

ist ein trizyklisches* Antidepressivum. Es wird einschleichend* bis 150 mg (max. 250 mg) am Tag dosiert.

Doxepin (Aponal®)

ist ein trizyklisches* Antidepressivum. Es hat eine sedierende Wirkung und ist somit zur Behandlung geeignet, wenn Ihre Depression mit innerer und äußerer Unruhe und Schlafstörungen verbunden ist. Die Tagesdosis liegt bei 150 bis 225 mg (max. 300 mg) am Tag und wird zu Beginn einschleichend verordnet. Doxepin steigert den Appetit und ist somit hilfreich, wenn Sie Appetitstörungen haben, führt aber auch in vielen Fällen zu einer unerwünschten Gewichtszunahme.

Duloxetin (Cymbalta®)

ist ein SNRI*. Es wirkt nicht sedierend. Die empfohlene Tagesdosis beträgt 60 mg (max. 120 mg). Bei Rauchern sollte die Dosis eher bei 120 mg liegen, da das Medikament bei ihnen schneller abgebaut wird. Die unerwünschten Wirkungen entsprechen im Wesentlichen denen der SSRI*.

Escitalopram (Cipralex®)

ist eine Variante des Citalopram (siehe dort). Als Dosisempfehlung gilt die Hälfte der dort angegebenen Mengen.

Fluoxetin (Fluctin®)

gehört zu den SSRI*. Es wirkt nicht sedierend und wird bei Depressionen ohne Antriebsstörung sowie solchen mit Hemmung und Antriebsschwäche eingesetzt. Unserer Meinung nach eignet es sich nicht, wenn Sie unter erheblichen Schlafstörungen leiden. Die übliche Tagesdosis liegt bei 20 mg (max. 60 mg) in morgendlicher Einzeldosis. Insbesondere zu Beginn der Behandlung treten Übelkeit und Appetitlosigkeit auf. Wegen seiner sehr langen Wirkdauer (die biologische Halbwertzeit* liegt bei sieben Tagen!) ist es unseres Erachtens nicht geeignet, wenn Sie neben depressiven Phasen auch schon manische Episoden hatten. Außerdem darf es von Frauen nicht gleichzeitig mit Tamoxifen eingenommen werden. In den USA wird dieses Mittel unter dem Namen Prozac® wegen der Antriebssteigerung von Millionen Anwendern als Lifestyle-Droge missbraucht.

Fluvoxamin (Fevarin®)

gehört zu den SSRI*. Es wirkt nicht sedierend und wird bei Depressionen ohne Antriebsstörung sowie solchen mit Hemmung und Antriebsschwäche eingesetzt. Die Tagesdosis liegt bei 100 mg (max. 300 mg) am Tag. Auch bei Fluvoxamin treten insbesondere zu Beginn der Behandlung Übelkeit und Appetitlosigkeit auf.

Imipramin (Tofranil®)

ist ein trizyklisches* Antidepressivum. Es ist das älteste Antidepressivum auf dem Markt. Es hat allenfalls eine schwach sedierende Wirkung und wird bei Depressionen ohne Antriebsstörung eingesetzt. Die Dosis wird einschleichend gesteigert von zweimal 25 mg in den ersten drei Tagen bis zu einer Tagesdosis von dreimal 50 mg bis dreimal 75 mg (max. dreimal 100 mg).

Johanniskraut (Hypericum)

ist ein pflanzliches Antidepressivum und wird aus der Johanniskrautpflanze hergestellt. Die vermutlich entscheidenden Wirkstoffe sind Hyperforin und Hypericin. Da die depressionslösende Wirkung schwächer ist als bei den meisten synthetischen Antidepressiva, ist es nicht geeignet, wenn Sie unter einer schweren Depression leiden. Die Tagesdosierung liegt bei 900 mg. Sie sollten auf die Qualität des Mittels achten, denn nicht für alle der vielen frei verkäuflichen Präparate ist die Stabilität und Menge der Inhaltsstoffe bekannt, deshalb empfiehlt sich der Kauf in der Apotheke. Da auch pflanzliche Mittel unerwünschte Wirkungen haben oder bei Überdosierung zu Vergiftungen und Schäden führen können, sollten Sie sich strikt an die Dosisempfehlungen halten. Durch Johanniskraut kann es zu einer Lichtüberempfindlichkeit, der sogenannten Photosensibilisierung kommen. Die Serumspiegel* anderer Medikamente, wie beispielsweise Herzmedikamente, könnten erhöht oder die Wirksamkeit der Pille aufgehoben werden. In Kombination mit SSRI* können Nebenwirkungen verstärkt werden.

Maprotilin (Ludiomil®)

ist ein tetrazyklisches* Antidepressivum und den trizyklischen ähnlich. Es hat eine sedierende Wirkung und ist somit zur Behandlung geeignet, wenn Ihre Depression mit innerer und äußerer Unruhe und Schlafstörungen verbunden ist. Die Dosis liegt zwischen 75 und 150 mg (max. 250 mg). Die Nebenwirkungen sind mit denen der trizyklischen Antidepressiva vergleichbar.

Mianserin (Tolvin®)

ist ein tetrazyklisches* Antidepressivum und den trizyklischen ähnlich. Es hat eine sedierende Wirkung und ist somit zur Behandlung geeignet, wenn Ihre Depression mit innerer und äußerer Unruhe und Schlafstörungen verbunden ist. Die Dosis liegt anfangs bei 30 mg und später bei 60 bis 90 mg pro Tag. Wir empfehlen Ihnen, die Hauptdosis abends einzunehmen. Da eine erhöhte Gefahr einer Knochenmarksschädigung mit Abfall der weißen Blutkörperchen besteht, sind Medikamente mit weniger gravierenden Nebenwirkungen vorzuziehen.

Mirtazapin (Remergil®)

gehört zu den Antidepressiva mit atypischem Wirkmechanismus. Es hat eine sedierende Wirkung und ist somit zur Behandlung von Depressionen geeignet, die mit innerer und äußerer Unruhe und Schlafstörungen verbunden sind. Die Dosis beginnt bei 15 mg und kann auf 45 mg erhöht werden. Sie sollten Mirtazapin spätabends einnehmen. Ein Nachteil ist die oft erhebliche Gewichtszunahme.

Moclobemid (Aurorix®)

ist ein MAO-Hemmer* ohne sedierende Wirkung. Die Tagesdosis beträgt 300 bis 450 mg (max. 600 mg). Im Gegensatz zu Tranylcypromin müssen Sie keine besondere Diät einhalten. Wir empfehlen Ihnen dennoch, Lebensmittel mit besonders hohem Tyramingehalt (wie lange gereiften Käse) zu meiden und dies besonders in Kombination mit Rotwein, Sherry, Cognac und Bier. Es kann unter Moclobemid zu Unruhe oder auch Übelkeit kommen.

Nortriptylin (Nortrilen®)

ist ein trizyklisches* Antidepressivum. Es wirkt nicht sedierend und wird bei Depressionen mit Hemmung und Antriebsschwäche eingesetzt. Die Dosis beginnt mit dreimal 10 mg pro Tag und wird auf 100 bis 150 mg (max. 225 mg) gesteigert. Das Medikament hat unter den trizyklischen Substanzen die geringsten Nebenwirkungen auf den Kreislauf und eignet sich deswegen bei Herz-Kreislauf-Erkrankungen am besten.

Paroxetin (Seroxat®, Tagonis®)

ist ein SSRI*. Es wirkt nicht sedierend und wird bei Depressionen mit Hemmung und Antriebsschwäche eingesetzt. Wir empfehlen Ihnen, die Dosis mit 10 mg morgens zu beginnen und dann auf 20 mg (max. 50 mg) zu erhöhen, da Sie so die anfängliche Übelkeit und Appetitlosigkeit am ehesten vermeiden können. Es darf von Frauen nicht gleichzeitig mit Tamoxifen eingenommen werden. Beim Absetzen des Medikamentes ist ein schrittweises Ausschleichen erforderlich, da es sonst zur Verstärkung von Beschwerden kommen kann.

Reboxetin (Edronax®, Solvex®)

ist ein Antidepressivum mit atypischem Wirkmechanismus. Es wirkt nicht sedierend und wird bei Depressionen mit Hemmung und Antriebsschwäche eingesetzt. Die Tagesdosis beträgt in den ersten drei Tagen zweimal 2 mg, dann zweimal 4 mg (max. 12 mg). Bei eingeschränkter Leber- und Nierenfunktion sollten Sie nur eine reduzierte Dosis einnehmen. Außerdem sollten Sie es bei Harnverhalt nach Rücksprache mit Ihrem Arzt absetzen. Die Verordnung von Reboxetin wird von den gesetzlichen Krankenkassen nicht erstattet.

Sertralin (Zoloft®, Gladem®)

ist ein SSRI*. Es wirkt nicht sedierend und wird bei Depressionen mit Hemmung und Antriebsschwäche eingesetzt. Sie sollten das Medikament morgens einnehmen. Die Dosis liegt bei 50 mg am Tag und kann bis 100 mg gesteigert werden (max. 200 mg, dies kann dann auf morgens und mittags verteilt werden). Appetitstörungen, Übelkeit und Durchfall sowie Unruhezustände sind als unerwünschte Wirkungen zu Beginn der Behandlung häufig.

Tranylcypromin (Jatrosom N®)

ist ein MAO-Hemmer* ohne sedierende Wirkung. Die Tagesdosis liegt bei 10 bis 20 mg (max. 40 mg). Wegen der Wechselwirkung mit dem Eiweißbestandteil Tyramin in bestimmten Lebensmitteln müssen Sie eine Diät einhalten, da sonst die Gefahr einer Bluthochdruckkrise besteht. Verzichten sollten Sie auf den Verzehr von gereiftem Käse in jeglicher Form, saurer Sahne in größeren Mengen, gealtertem Fleisch und Fisch – wie Salami, Corned Beef, gepökeltem Fisch und Fischhalbkonserven – außerdem Leber und Leberwurst, Hülsen von Saubohnen, Fleisch- und Hefeextrakten, getrockneten Früchten wie Bananen, Feigen und Rosinen, Bier (auch alkoholfreiem), schweren Rot- und Süßweinen. Ebenso kann es zu gefährlichen Wechselwirkungen mit diversen anderen Medikamenten kommen, weshalb Sie Ihren behandelnden Psychiater genauestens über sonstige medikamentöse Behandlungen, z. B. mit internistischen Medikamenten, informieren sollten. Die Gefahr der tödlichen Überdosierung ist bei diesem Medikament relativ groß.

Trazodon (Thombran®)

gehört zu den Antidepressiva mit atypischem Wirkmechanismus. Es hat in höherer Dosierung eine stark sedierende Wirkung und ist somit zur Behandlung geeignet, wenn Ihre Depression mit innerer und äußerer Unruhe und Schlafstörungen verbunden ist. Die Tagesdosis liegt zunächst bei 100 mg und kann auf 400 mg (max. 600 mg) gesteigert werden. Sie sollten dieses Medikament nach dem Essen einnehmen. In seltenen Fällen kann es zu einer anhaltenden Peniserektion kommen. Wenn diese über vier Stunden anhält, ist eine Notfallbehandlung erforderlich.

Trimipramin (Stangyl®)

ist ein trizyklisches* Antidepressivum. Es hat eine stark sedierende Wirkung und ist somit zur Behandlung geeignet, wenn Ihre Depression mit innerer und äußerer Unruhe und Schlafstörungen verbunden ist. Die Behandlung wird mit dreimal 25 mg pro Tag begonnen und die Dosis schrittweise auf 150 mg (max. 400 mg) erhöht. Wegen der starken Sedierung sollten Sie die Hauptdosis vor dem Schlafengehen nehmen. Neben den typischen Nebenwirkungen ist auf eine oft erhebliche Gewichtszunahme hinzuweisen.

Venlafaxin (Trevilor®)

ist ein SNRI*. Es wirkt nicht sedierend und wird bei Depressionen mit Hemmung und Antriebsschwäche eingesetzt. Wir empfehlen Ihnen mit 37,5 mg zu beginnen und stufenweise auf 150 mg (max. 225 mg) am Tag zu erhöhen. Es erscheint fraglich, ob eine weitere Dosissteigerung positive Effekte hat. Die Einnahme der Retardform bessert oft die Verträglichkeit. Die unerwünschten Wirkungen entsprechen im Wesentlichen denen der SSRI*.

Phasenprophylaktika

Hinter diesem Wortungetüm verbirgt sich eine Gruppe von Psychopharmaka, welche die extremen Stimmungsschwankungen einer manisch-depressiven Erkrankung abmildern und seltener wieder auftreten lassen, also vorbeugend – prophylaktisch – wirken.

Bipolare affektive Störungen

Die manisch-depressive Erkrankung, die heute nach der ICD-10* bipolare affektive Störung heißt, ist gekennzeichnet einerseits durch depressive Krankheitsepisoden (vgl. das Kapitel über Antidepressiva), andererseits durch manische Episoden, die geradezu gegenteilige Symptome aufzeigen: Die Betroffenen sind häufig strahlender Laune und voller Energie, ihr Denken und Reden ist stark beschleunigt. Sie sind überzeugt, dass ihnen alles gelingt und dass sie über fast übernatürliche Fähigkeiten und unerschöpfliche Ressourcen verfügen. Infolgedessen kann es auch zu Geldausgaben kommen, die nicht nur das persönliche Budget, sondern nicht selten auch das der Familie erheblich strapazieren. Manchmal treten auch psychotische Überzeugungen auf, z. B. in Form eines Größenwahnes. Besonders wenn dem Tatendrang eines manischen Menschen Widerstand entgegengesetzt wird, kann die Stimmung sehr gereizt werden. Beziehungen werden dadurch sehr belastet, viele zerbrechen als Folge der Krankheit. Bei schwerer Ausprägung einer Manie ist der erkrankte Mensch kaum noch zu geordnetem Handeln fähig, er vernachlässigt Nahrungsaufnahme und Körperpflege, so dass ein Krankenhausaufenthalt oft unvermeidbar wird.

Sehr viel leichter und für die Betroffenen oft durchaus angenehm verläuft die Hypomanie, eine Episode mit schwach ausgeprägten Symptomen der Manie. Diese muss noch nicht einmal mit Arbeitsunfähigkeit verbunden sein. Man kann also – besonders wenn man lange depressive Phasen kennt – durchaus darüber streiten, ob es wünschenswert ist, eine hypomane Episode durch Phasenprophylaxe zu vermeiden. Eine Hypomanie unter antidepressiver Medikation ist häufig eine Medikamentennebenwirkung. Wenn Sie bisher nur hypomane Phasen zwischen depressiven Episoden erlebt haben, ist Ihr statistisches Risiko, eine Manie zu erleben, relativ gering (etwa 15 Prozent). Falls Sie jedoch bereits einmal eine »ausgewachsene« Manie hatten, sollten sie die Hypomanie als Frühsymptom ernst nehmen.

Eine bipolare Störung wird in den letzten Jahren sehr viel häufiger diagnostiziert, die Fachwelt unterscheidet verschiedene Unterformen und in den USA bekommen inzwischen viele Jugendliche und sogar Kleinkinder diese Diagnose. Die Sorge ist nicht unbegründet, dass uns in Deutschland eine ähnliche Entwicklung bevorsteht, zumal Teile der Fachwelt die Früherkennung der bipolaren Störung schon bei Jugendlichen vorantreiben. Unverkennbar stehen hinter solchen Entwicklungen auch kommerzielle Interessen (vgl. das Kapitel »Arzneimittelstudien, Interessen und Konflikte«).

Die häufige Empfehlung einer lebenslangen Medikation ist bei schweren Verlaufsformen durchaus angebracht, bei leichteren Verlaufsformen ist dagegen abzuwägen, ob und wie weit die Lebensqualität durch Langzeitmedikation gebessert werden kann.

Eine andere Krankheit, bei der Phasenprophylaktika eingesetzt werden, ist die schizoaffektive* Störung, bei der schizophrene und affektive, also manische oder depressive Symptome in der gleichen akuten Erkrankungsepisode auftreten. Diese Erkrankung ist also eine Mischform zwischen schizophrener und affektiver Störung, und sie ist oft nicht leicht von gewissen Unterformen einer affektiven* Störung zu unterscheiden.

Für alle genannten Störungen ist die kleine Gruppe der Medikamente gedacht, die in diesem Kapitel besprochen werden. Sie werden neuerdings auch gern als »Stimmungsstabilisierer« bezeichnet, eine Bezeichnung, die abgeleitet wird von dem amerikanischen Ausdruck »mood stabilizer«. Durch diesen Begriff entsteht aber zu leicht der Eindruck, man könne mit den Mitteln alltägliche Stimmungsschwankungen bekämpfen, wie sie jeder Mensch immer wieder erlebt und wie sie normal sind. Das ist nicht der Fall und unserer Meinung nach auch nicht erstrebenswert, weshalb wir den Begriff »Phasenprophylaktika« vorziehen.

Ähnlich wie bei den Medikamenten, die bei schizophrenen Psychosen* zur Anwendung kommen, müssen wir auch bei den bipolaren Störungen zwei Ziele unterscheiden: Zum einen geht es darum, in einer akuten Erkrankungsphase die Symptome zurückzudrängen, zum anderen soll durch eine längerfristige Einnahme erreicht werden, dass neue Krankheitsepisoden möglichst nicht wieder oder doch sehr viel seltener und schwächer auftreten.

Für die Behandlung akuter depressiver Phasen eignet sich unter den Phasenprophylaktika allenfalls Lamotrigin, die übrigen Substanzen dieser Gruppe haben keine antidepressiven Wirkungen. Allerdings kann Lithium die Wirkung von Antidepressiva verstärken (s. u.).

Dagegen wirken Phasenprophylaktika gut auf manische Symptome. Dazu werden die gleichen Medikamente verwendet, die auch zur Vorbeugung gegen erneute Erkrankungsepisoden Anwendung finden und die im Einzelnen unten näher beschrieben werden. Oft wählt man in der akuten Situation etwas höhere Dosierungen.

Ein zweiter häufig gewählter Weg zur Behandlung der akuten Manie ist der Einsatz von Neuroleptika. Dieser ist sinnvoll, wenn es ausgeprägte wahnhafte Symptome gibt oder wenn das Denken stark zerfahren ist. Solche Symptome lassen sich oft mit Neuroleptika rascher positiv beeinflussen als mit Phasenprophylaktika. Gerade die atypischen* Neuroleptika können in diesem Fall eine sinnvolle Alternative oder Ergänzung zu den hier besprochenen Phasenprophylaktika sein, denn Menschen mit Manien reagieren auf die klassischen Neuroleptika besonders häufig mit Bewegungsstörungen.

Aus der Wirksamkeit in der Akutbehandlung wird allerdings oft abgeleitet, dass Neuroleptika auch zur langfristigen Vorbeugung bei manisch-depressiven Erkrankungen geeignet sein sollen. Ein therapeutischer Vorteil gegenüber den bekannten Phasenprophylaktika ist aber bislang nicht nachgewiesen. Auch das Nebenwirkungsspektrum ist nicht unbedingt günstiger. Auf diese Fragen gehen wir am Schluss des Kapitels, nach der Besprechung der klassischen Phasenprophylaktika, näher ein.

Die Phasenprophylaktika im Einzelnen

Die Anzahl der Medikamente, die zur Behandlung und Vorbeugung bei bipolaren Erkrankungen eingesetzt werden, ist überschaubar. Da ist zum einen das Lithium, zum anderen finden einige Antiepileptika* und neuerdings auch einige Neuroleptika Verwendung.

Über die genauen Wirkungsmechanismen ist wenig bekannt. Während für Lithium mehrere Hypothesen diskutiert werden, nimmt man an, dass die Antiepileptika nicht nur die für Krampfanfälle verantwortlichen Nervenzellen stabilisieren, sondern auch die, die unser emotionales Erleben steuern. So sollen extreme Gefühlsschwankungen vermieden werden.

Lithium (Hypnorex®, Quilonum®)

Lithium ist ein Metall-Ion*, das in der Natur recht häufig vorkommt und chemisch dem Natrium und dem Kalium ähnlich ist. Diese beiden Ionen spielen eine wichtige Rolle beim Zellstoffwechsel und der Erregung von Nervenzellen. Schon um die Mitte des letzten Jahrhunderts wurde mehr oder weniger zufällig festgestellt, dass Lithium die gesteigerte Aktivität und Aggressivität schizophrener oder manischer Patienten deutlich reduzieren kann. In den folgenden Jahrzehnten wurde die Lithiumwirkung im Wesentlichen bei Menschen mit Manien untersucht. Nach Aussage eines führenden Verfechters der Lithiumtherapie (Schou 1997) steht heute etwa ein Promille der Bevölkerung der Industrienationen unter Lithium-Medikation, wobei das Auftreten von erneuten Episoden um 60 Prozent reduziert wird und knapp die Hälfte der Patienten keine erneuten Krankheitsepisoden mehr erlebt. Bei 25 Prozent der Lithiumnutzer gibt es allerdings keinerlei Besserung unter der Medikation. Wie solche Zahlen bei einer individuellen Entscheidung berücksichtigt werden können, wird in dem Kapitel »Arzneimittelstudien, Interessen und Konflikte« erläutert.

Lithium eignet sich als alleiniges Medikament zwar nicht zur Behandlung akuter Depressionen, es kann aber ergänzend eingesetzt werden zur Wirkungsverstärkung von Antidepressiva.

Lithium ist ein Medikament, das von seinen Nutzern hohe Sorgfalt erfordert. Es hat eine recht geringe therapeutische Breite*, was bedeutet, dass der Abstand zwischen wirksamer Serumkonzentration* und einer Konzentration, bei der es zu Vergiftungserscheinungen kommt, gering ist. Lithium erfordert daher eine regelmäßige, anfangs engmaschige Kontrolle des Blutspiegels*.

Angestrebt wird ein Wert zwischen 0,6 und 0,8 mmol/l* zur Vorbeugung, bei der Behandlung akuter manischer Episoden kann der Spiegel unter stationären Bedingungen bis auf 1,2 mmol/l angehoben werden. Welche Medikamentendosis zur Erreichung dieses Spiegels erforderlich ist, ist bei einzelnen Menschen sehr unterschiedlich, allerdings steigt der Spiegel linear. Dies bedeutet: Wenn Sie z. B. mit zwei Tabletten einen als Rückfallschutz gut wirksamen Spiegel von 0,8 mmol/l erreichen, dann werden Sie in einer anlaufenden akuten Phase mit einer zusätzlichen Tablette ziemlich exakt auf einen um 50 Prozent höheren Spiegel, nämlich 1,2 mmol/l kommen. Für die Praxis heißt das, das Medikament ist unter gleich bleibenden Lebensbedingungen gut steuerbar.

Nachteilig ist, dass sich auch bei regel- und gleichmäßiger Einnahme der Medikamentenspiegel in Situationen, die zu einem starken Natriumverlust des Körpers führen, bedenklich bis hin zu einer Lithium-Vergiftung erhöhen kann. So etwas geschieht z. B. bei heftigen Durchfallerkrankungen oder auch bei längerem starken Schwitzen, bei Fieber oder durch Ausdauersport in sommerlicher Hitze ohne ausreichende Flüssigkeitszufuhr. Aus diesem Grund sollten Sie, wenn Sie auf Lithium eingestellt sind, die Anzeichen einer beginnenden Vergiftung kennen:

Zeichen der drohenden Lithium-Vergiftung

- Starkes, unregelmäßiges Händezittern
- Zittern des Unterkiefers
- Trägheit, Verlangsamung
- Verminderte Konzentrationsfähigkeit
- Unsicherer Gang
- Koordinationsstörungen
- Muskelschwäche, schwere Glieder
- Muskelzuckungen, Krampfanfälle
- Undeutliche Sprache
- Übelkeit, Magenschmerzen, Durchfall
- Teilnahmslosigkeit

Falls solche Symptome auftreten, sollten Sie sofort Kontakt mit einem Arzt aufnehmen und den Lithiumspiegel bestimmen lassen.

Unabhängig von diesen Zeichen einer Überdosierung ist bei einer Lithiumtherapie auch im normalen Dosisbereich mit einer Reihe von Nebenwirkungen zu rechnen. Ein Teil davon tritt besonders zu Therapiebeginn auf. Hierzu gehören ein Zittern der Hände, Durchfall, ein gesteigertes Durstempfinden mit dem gesteigerten Drang zum Wasserlassen sowie eine Gewichtszunahme. Die Gewichtszunahme soll wesentlich mit dadurch verursacht werden, dass der vermehrte Durst von den meisten Betroffenen mit kalorienreichen Getränken gestillt wird. Hier können Sie durch eine entsprechende Verhaltensänderung leicht Abhilfe schaffen.

Etwa ein Viertel der Menschen, die Lithium regelmäßig einnehmen, klagt auch über Einschränkungen der Gedächtnisleistungen, der Wahrnehmung, Reaktion und Koordination. Entsprechende psychologische Tests haben solche Funktionsverschlechterungen bestätigt. Die Fähigkeit, z. B. ein Kraftfahrzeug zu führen, ist allerdings nicht beeinträchtigt, nachdem sich der Organismus an das Medikament gewöhnt hat.

Wenn Sie sich für eine Phasenprophylaxe mit Lithium entscheiden, müssen Sie wissen, dass auch innere Organe durch die langfristige Einnahme geschädigt werden können. Hier ist zuerst die Schilddrüse zu nennen, sie kann unter Lithium größer werden (Kropfbildung) und auch in ihrer Funktion eingeschränkt sein. Regelmäßig ein- bis zweimal im Jahr sollten daher bei einer Lithiumtherapie der Halsumfang gemessen und die Schilddrüsenwerte überprüft werden. Falls eine Vergrößerung der Schilddrüse auftritt, werden Schilddrüsenhormone als Tabletten gegeben, um ein weiteres Wachstum der Drüse zu verhindern und gegebenenfalls eine Unterfunktion auszugleichen.

Auch die Nieren können bei länger dauernder Einnahme von Lithium Schaden nehmen und ihre Fähigkeit, den gebildeten Harn zu konzentrieren, zumindest teilweise einbüßen. Unnatürlich hohe Harnmengen sind die Folge, was oft erhebliche Unbequemlichkeiten im Alltagsleben nach sich ziehen kann. Diese Funktionsstörung der Niere ist bei Absetzen reversibel und tritt bei niedrigeren Blutspiegeln* von Lithium (unter 0,8 mmol/l*) seltener auf.

Unter Lithium kann es, wenn auch selten, zu Veränderungen am Herzen kommen. Diese können harmlos sein, sollten aber beobachtet werden. Insbesondere wenn eine Kombination mit weiteren auf das Herz wirkenden Medikamenten erwogen wird, ist es wichtig, zu wissen, ob es bereits Veränderungen am Herzen gegeben hat. In sehr seltenen Fällen treten unter Lithium auch schwerwiegende Herzrhythmusstörungen auf. Daher sollte vor einer Lithium-Behandlung und einmal pro Jahr unter laufender Behandlung ein EKG gemacht werden. Bei bereits vorgeschädigtem Herzen ist zu überlegen, ob nicht der Einsatz eines anderen Präparates sinnvoller ist.

Etliche Menschen, die Lithium einnehmen, leiden anfangs unter akneähnlichen Hautveränderungen oder Haarausfall. Es kommt aber nicht etwa zu einer Glatzenbildung, wie oft befürchtet wird, die ausfallenden Haare werden vom Körper ersetzt. Bei Menschen, die an einer Schuppenflechte leiden oder die Veranlagung dazu haben, kann sich diese Erkrankung durch Lithium verschlimmern.

Bei Schwangerschaften unter Lithium kann es in seltenen Fällen zu Missbildungen des ungeborenen Kindes kommen. Daher sollte bei einer Lithiumtherapie auf Empfängnisschutz geachtet werden. Genauere Informationen finden Sie in dem Kapitel »Informationen für Schwangere und stillende Mütter«.

Auch wenn die Liste der Nebenwirkungen sehr lang und ausführlich ist, steht Lithium unserer Meinung nach zu Unrecht bei vielen Menschen in dem Ruf, im Hinblick auf Nebenwirkungen besonders ungünstig zu sein. Wenn die notwendigen Kontrolluntersuchungen und Einnahmeregeln eingehalten werden, ist seine Nutzung nicht risikoreicher als die der anderen Phasenprophylaktika. Bei der Entscheidung für eine Phasenprophylaxe ist auch zu bedenken, dass Lithium eine gut belegte antisuizidale Wirkung hat. Neben manischen werden auch depressive Episoden vermindert, auch wenn es bei einer akuten Depression als Medikament alleine nicht ausreicht.

Zahlreiche Medikamente, darunter Neuroleptika, Carbamazepin und die meisten Antidepressiva, können unerwünschte Wirkungen des Lithiums verstärken. Umgekehrt kann Lithium auch Nebenwirkungen von Neuroleptika oder Carbamazepin verstärken. Bei Kombinationen etlicher anderer Substanzen mit Lithium muss vor allem die Nierenfunktion regelmäßig überwacht werden, um Nierenschäden zu verhindern.

Antiepileptika zur Phasenprophylaxe

Antiepileptika sind Mittel zur Behandlung und zur Vorbeugung von epileptischen Anfällen. Diese lassen sich durch eine Übererregbarkeit von Nervenzellen in bestimmten Hirnregionen erklären. Man geht davon aus, dass Antiepileptika die Kommunikation zwischen Nervenzellen verändern, indem sie die Wirkung eines Transmitters mit dem Namen GABA* verstärken, der die Weiterleitung von Reizen hemmt (vgl. das Kapitel »Tranquilizer und Hypnotika«). Es kommt zu einer geringeren Erregbarkeit der Zellmembran, wodurch die Wahrscheinlichkeit von epileptischen Krampfanfällen sinkt.

Die Annahme, dass bei regelmäßig wiederkehrenden bipolaren Störungen ebenfalls eine veränderte Erregbarkeit von Nervenzellen vorliegt – im Sinne einer Überaktivierung bei der Manie oder einer übermäßigen Hemmung bei der Depression – führte zu der Überlegung, dass antiepileptische Substanzen auch bei diesen psychischen Krankheitsbildern eine stabilisierende und damit positive Wirkung haben könnten. Es handelt sich dabei um eine theoretische Überlegung, die zwar durch bestimmte Forschungsergebnisse an Tiermodellen oder Nervenzellen unterstützt wird, aber nicht mit einer wissenschaftlichen

Erklärung für die Krankheitsentstehung verwechselt werden darf.

Carbamazepin (Tegretal®, Timonil®) und Oxcarbazepin (Trileptal®)

Das gebräuchlichste Antiepileptikum bei der Behandlung bipolarer Störungen ist Carbamazepin. Es wird angewandt, wenn Lithium nicht vertragen wird oder aber keine ausreichende Wirkung zeigt. Letzteres ist häufig bei bestimmten Sonderformen der bipolaren Störung der Fall. Dazu gehört das sogenannte Rapid-cycling (mehr als vier Episoden im Jahr), aber auch gemischte Episoden (gleichzeitiges Auftreten von manischen und depressiven Symptomen) oder die schizoaffektive* Störung.

Carbamazepin kann in akuten Phasen rasch aufdosiert werden und der antimanische Effekt tritt schneller ein als bei Lithium. Vergleichbar mit Lithium erfolgt die Dosierung nach der Bestimmung des Blutspiegels*, wobei in der vorbeugenden Langzeitbehandlung geringere Spiegel ausreichen als in der akuten Phase. In der Langzeitbehandlung zum Rückfallschutz werden maximal 800–900 mg am Tag empfohlen.

Zu Behandlungsbeginn treten häufig Müdigkeit, Benommenheit und Schwindel sowie eine Bewegungsunsicherheit (Ataxie) auf. Auch Sehstörungen oder Doppelbilder können auftreten. Nicht selten kommt es während der Einnahme auch zu einer Verminderung des Kochsalzgehaltes im Blut (Hyponatriämie), die meist lediglich zufällig bei Blutuntersuchungen entdeckt wird. Recht häufig treten unter Carbamazepin allergische Hauterscheinungen auf, die oft schon durch eine Dosisreduktion zu beherrschen sind. Sehr selten kann es aber auch zu lebensbedrohlichen Hautablösungserscheinungen kommen. Ferner kann Carbamazepin die Blutbildung stören, meist nur in leichter Form, die sich wieder von selbst zurückbildet; nur gelegentlich kommt eine völlige Unterdrückung der Blutbildung vor (aplastische Anämie). Am Herzen kann Carbamazepin zu Rhythmusstörungen führen. Die Leber zeigt zuweilen leichte Funktionsstörungen, die bei Blutuntersuchungen sichtbar werden. Leberstörungen, die zu Gelbsucht oder Entzündungszeichen führen, sind selten.

Ein gern angeführter Vorteil des Carbamazepins ist, dass es besser als Lithium mit anderen Psychopharmaka kombinierbar sei. Die lange Liste der im Beipackzettel unter »Interaktionen« angeführten Präparate zeigt aber, dass diese Feststellung fragwürdig ist. Carbamazepin kann den Abbau vieler anderer Medikamente verzögern oder auch beschleunigen, was dann zu erhöhten Blutspiegeln mit erhöhtem Nebenwirkungsrisiko oder aber auch zu niedrigeren Blutspiegeln mit entsprechend fehlender Wirksamkeit führen kann. Natürlich kann es auch umgekehrt geschehen, dass die Konzentration von Carbamazepin durch die Wechselwirkung mit einem anderen Medikament höher oder niedriger wird. Besonders möchten wir darauf hinweisen, dass die Kombination von Carbamazepin mit Lithium zu einer erhöhten Neurotoxizität* führt und daher sorgfältig darauf geachtet werden sollte, dass die Blutspiegel beider Medikamente keinesfalls zu hoch werden. Des Weiteren ist bei dieser Kombination zu bedenken, dass beide Medikamente das Herz schädigen können, das Risiko, das für jedes einzelne Medikament gering ist, bei der gemeinsamen Gabe also deutlich steigt. Von der Einnahme eines zusätzlichen Neuroleptikums zu dieser Kombination raten die Hersteller ohnehin ab. Auch die Kombination von Carbamazepin mit anderen knochenmarkschädigenden Substanzen (z. B. Clozapin, siehe dort) sollte strikt vermieden werden.

Ein enger Verwandter des Carbamazepins ist das Oxcarbazepin, das ebenfalls bei bipolaren Störungen eingesetzt wird. Grund dafür ist eine angeblich geringere Nebenwirkungsrate besonders im Hinblick auf allergische Hauterscheinungen. Allerdings wurde Oxcarbazepin nach Angaben der Hersteller nur in vier kleinen Studien für dieses Anwendungsgebiet erprobt und dabei in der Verträglichkeit lediglich mit Lithium verglichen. Ob es also eindeutige Vorteile gegenüber Carbamazepin bietet, ist letztlich offen.

Valproat (Orfiril®, Ergenyl®)

Valproat (Valproinsäure) ist ein weiteres Antiepileptikum, das seit den 90er-Jahren des vergangenen Jahrhunderts vermehrt bei bipolaren Störungen verordnet wird. Bei Epilepsiekranken wird es bereits seit den 60er-Jahren eingesetzt, was bedeutet, dass es bezüglich seiner Nebenwirkungen gut erforscht ist. Der Vorteil des Valproats liegt zum einen in seiner relativ guten Verträglichkeit, zum anderen im raschen Wirkungseintritt bei akuten manischen Episoden, wodurch oft der zusätzliche Einsatz von Neuroleptika entbehrlich wird. In der Verhütung von manischen oder depressiven Episoden soll es ähnlich zuverlässig sein wie Lithium. Bei gemischten und rasch wechselnden Episoden wirkt es wie Carbamazepin eher zuverlässiger.

Wie jede Substanz, die auf das Gehirn wirkt, hat auch Valproat eine Reihe von zentralnervösen Nebenwirkungen. Sedierung*, leichtes Zittern (Tremor) oder Kribbelwahrnehmungen

(Parästhesien) kommen nicht selten vor, ebenso Gleichgewichtsstörungen. Bei Überdosierung kann es darüber hinaus zu Halluzinationen oder Bewusstseinsstörungen kommen. In Einzelfällen sind schwere Störungen des Gehirns (Enzephalopathien) beschrieben worden. Weitere bekannte Nebenwirkungen sind Gewichtszunahme oder -abnahme und Haarausfall.

Zu Beginn einer Behandlung mit Valproat klagen viele Betroffene über Übelkeit, Erbrechen und Durchfall. Die Leberwerte steigen meistens leicht an und sollten anfangs streng überwacht werden, da es, wenn auch selten, zu einer lebensbedrohlichen Leberfunktionsstörung kommen kann. Auch Entzündungen der Bauchspeicheldrüse können vorkommen.

Valproat kann die Bildung von Blutzellen beeinträchtigen und sollte daher nicht mit Medikamenten kombiniert werden, die die Blutgerinnung hemmen (ASS, Aspirin®). Die Wechselwirkungen mit anderen Arzneimitteln sind etwas weniger zahlreich als bei Lithium und Carbamazepin. Wenn Sie mehrere Arzneien einnehmen müssen, sollten Sie trotzdem Ihren Arzt oder Apotheker bitten, diese Frage zu überprüfen. Die maximale Tagesdosis richtet sich nach dem Blutspiegel*, er soll 50–100 mg/l betragen. Um diesen Wert zu erreichen, müssen manche Menschen mehr als 2000 mg am Tag einnehmen.

Lamotrigin (Lamictal®)

Die jüngste Substanz in der Gruppe der phasenprophylaktisch wirksamen Antiepileptika ist das Lamotrigin. Da es wegen der häufigen schweren allergischen Nebenwirkungen sehr langsam über einen Zeitraum von acht Wochen eindosiert werden muss, kommt es für die Akutbehandlung manischer oder depressiver

Episoden nicht infrage. Ohnehin konnte eine ausreichende Wirksamkeit gegen akute Manien nicht nachgewiesen werden. Es soll aber in der Lage sein, langfristig depressive Episoden zu vermindern. 100–200 mg pro Tag sollten einen ausreichenden Schutz vor depressiven Episoden im Rahmen einer bipolaren Störung bieten.

Das Nebenwirkungsspektrum ähnelt insgesamt den bisher beschriebenen Wirkstoffen. Doppelt- und Verschwommensehen, Schwindel, Müdigkeit und Kopfschmerz treten vor allem zu Behandlungsbeginn auf. Auch Ataxie (Gangstörung) und Tremor, Übelkeit und Erbrechen sind zu nennen, ebenso wie die Erhöhung der Leberwerte, die in seltenen Fällen bis zur schweren Leberfunktionsstörung fortschreiten kann. Störungen der Blutbildung kann es auch durch dieses Präparat geben. Die anfangs erwähnten allergischen Hauterscheinungen treten in zehn Prozent aller Fälle auf, die schweren lebensbedrohlichen Formen sind jedoch sehr viel seltener.

Die Kombination von Lamotrigin mit Valproat oder Paroxetin (Seroxat®, Tagonis®) kann zu erhöhten Blutspiegeln* des Lamotrigin und damit zu verstärkten unerwünschten Wirkungen führen. Einige andere Substanzen, darunter Carbamazepin, können den Lamotrigin-Spiegel dagegen senken. Lamotrigin kann die Wirkung empfängnisverhütender Medikamente vermindern, sodass ungewollte Schwangerschaften nicht ausgeschlossen sind.

Asenapin (Syncrest®)

Dieses Medikament ist zur Behandlung akuter Manien erst vor kurzer Zeit zugelassen worden, allerdings nicht zur Phasenprophylaxe. Der Hersteller empfiehlt Dosierungen zwischen 10 und 20 mg täglich. Die Nebenwirkungen ähneln denen der Neuroleptika, insbesondere extrapyramidale Störungen und Gewichtszunahme sind häufig. Eine Wirksamkeit in der Behandlung psychotischer Störungen ist aber nicht nachgewiesen. Eine Gesamtbewertung der neuen Substanz ist wegen der kurzen Einsatzzeit noch nicht möglich.

Phasenprophylaktika in der Langzeitanwendung

Zweifellos sind die hier aufgeführten Medikamente (mit Ausnahme von Lamotrigin) bei der Behandlung akuter manischer Phasen hilfreich. Vieles spricht dafür, dass sie zumindest den nebenwirkungsreicheren Neuroleptika vorzuziehen sind. Sicher sollte bei einer solchen Erkrankung die Medikation über mehrere Monate nach Rückgang der akuten Symptome fortgesetzt werden, um einen Rückfall* in die akute Krankheitsepisode zu verhindern.

Die langfristige Vorbeugung sollte allerdings differenzierter betrachtet werden. Sie ist sicher zu empfehlen, wenn im Rahmen einer klassischen bipolaren Störung zwei oder mehr manische oder depressive Episoden innerhalb von vier Jahren aufgetreten sind.

In den letzten Jahren gibt es zunehmend Stimmen, die bereits nach einer ersten manischen oder sogar hypomanen Episode eine lebenslängliche Phasenprophylaxe empfehlen. Hier sind wir zurückhaltender und raten Ihnen, den möglichen Nutzen gegen die Risiken der Behandlung abzuwägen. Je länger die Phase, je ausgeprägter die Symptomatik und je schwerer die Auswirkungen auf Beruf und Privatleben, umso eher ist eine medikamentöse Phasenprophylaxe zu empfehlen. Statistisch gesehen dauert es im Schnitt vier Jahre, bis nach einer ersten Manie eine erneute Erkrankung auftritt, das ist deutlich länger als bei schizophrenen Störungen. Allerdings erleben nur fünf Prozent der von einer Manie Betroffenen in ihrem Leben nur eine einzige Episode. Für ein erhöhtes Rückfallrisiko sprechen ein junges Alter bei der Ersterkrankung, ein steter Wechsel von manischen und depressiven Phasen sowie ein gleichzeitiges Vorliegen von Angsterkrankungen oder Sucht. Vergegenwärtigen Sie sich, wie die Krankheit bei Ihnen in den letzten Jahren verlaufen ist. Bei hypomanen Phasen bereits eine prophylaktische Behandlung zu empfehlen, halten wir für übertrieben. Sehr hilfreich kann es allerdings sein, über die Beeinträchtigungen und Ausprägungsstärken einer bipolaren Störung über längere Zeit einen Phasenkalender zu führen. Er hilft Ihnen, eine Stimmungsstabilisierung festzustellen und die vorbeugende Wirkung einer Langzeitmedikation zu überprüfen.

Lithium ist als Phasenprophylaktikum am längsten in Gebrauch und gilt nach wie vor als Mittel der ersten Wahl. Nur bei bestimmten Sonderformen, wie den rasch wechselnden oder gemischten Episoden, scheinen Carbamazepin oder Valproat wirksamer zu sein. Die wissenschaftliche Diskussion darüber, für welche Indikation* welches Phasenprophylaktikum am besten geeignet ist, ist allerdings weiterhin im Fluss.

Wenn Sie sich für eine medikamentöse Phasenprophylaxe entschieden haben, können Sie und Ihr Arzt natürlich erst nach längerer Einnahme beurteilen, ob das Medikament bei Ihnen tatsächlich zu einer Verringerung depressiver oder manischer Phasen geführt hat. Das bedeutet in der Praxis, dass Sie Lithium oder eines der anderen Phasenprophylaktika mindestens ein bis zwei Jahre nehmen müssen, bis Sie einigermaßen sicher sagen können, ob Ihr Körper positiv darauf reagiert, ob also das Präparat »anschlägt«. Wenn dies der Fall ist, sollten Sie die Einnahme über längere Zeit fortsetzen.

Wenn Sie allerdings keinen deutlichen Unterschied zwischen der Zeit mit und der Zeit ohne Medikament feststellen können, ist die weitere Einnahme nicht sinnvoll. Sie können dann mit Ihrem Arzt besprechen, ob Sie zu einem anderen Phasenprophylaktikum wechseln wollen. Auch die Einnahme zweier verschiedener Phasenprophylaktika ist möglich. Die vorbeugende Einnahme von Antidepressiva wird bei der bipolaren Störung heute weniger favorisiert, da die Sorge besteht, manische Episoden durch Antidepressiva auszulösen. Bei schizoaffektiven* Störungen kommen eventuell auch Neuroleptika sowie die Kombination mehrerer dieser Psychopharmaka-Gruppen infrage. Bedenken Sie aber, dass jede Kombination mehrerer Medikamente mit erhöhten Risiken verbunden ist.

Zur Beendigung einer Phasenprophylaxe gibt es keine eindeutigen Empfehlungen. Viele Autoren empfehlen eine lebenslange Einnahme der Medikamente. Trotzdem meinen wir, nach vielen Jahren ohne erneute Erkrankung kann ein Versuch, das Medikament abzusetzen, durchaus angebracht sein. Auch hier gilt es wieder, Vor- und Nachteile genau abzuwägen. Am besten besprechen Sie dieses Thema ausführlich mit Ihrem Arzt. Bei einem Reduktionsversuch empfehlen wir Ihnen die gleiche Vorgehensweise, wie sie im Kapitel »Neuroleptika« ausführlich beschrieben ist. Die Behauptung, dass Lithium nach Absetzen seine Wirksamkeit verliert und dann eine erneute Einnahme nicht mehr sinnvoll ist, wurde inzwischen von der Fachwelt aufgegeben.

Dass sich Neuroleptika zur Behandlung akuter, insbesondere wahnhafter Manien eignen, ist schon sehr lange bekannt und wird häufig praktiziert. In den letzten Jahren haben einige Hersteller darüber hinaus Studien vorgelegt, die nachweisen sollen, dass »ihr« Neuroleptikum sich bei Langzeiteinnahme auch zur Prophylaxe vor allem manischer Phasen eignet.

Inzwischen wurden Olanzapin (Zyprexa®), Quetiapin (Seroquel®) und Aripiprazol (Abilify®) – über die Behandlung akuter Manien hinaus – zur Phasenprophylaxe zugelassen. Teilweise wird die Indikation* dieser atypischen* Neuroleptika noch weiter ausgedehnt, zunächst auf die Prophylaxe, dann sogar noch auf die Behandlung depressiver Phasen im Rahmen bipolarer Störungen. Das gilt besonders für Quetiapin, das hierfür mittlerweile eine offizielle Zulassung erhalten hat. Seit 2012 sind die Leitlinien zur bipolaren Störung veröffentlicht und im Internet (www.leitlinie-bipolar.de) einsehbar. Sie können dort nachlesen, welche medikamentösen und psychosozialen Behandlungsverfahren zur Verfügung stehen und wie gut sie erforscht sind. Leider wird in den Leitlinien eher zu Kombinationstherapien als zur Einstellung auf ein anderes Phasenprophylaktikum geraten, und die Neuroleptika* werden in dieser Indikation* den bewährten Phasenprophylaktika gleichgestellt und so auf den Weg zum »Universal-Psychopharmakon« gebracht.

Wir sehen diese neue Entwicklung mit Zurückhaltung und empfehlen Ihnen, vorrangig auf die oben beschriebenen, überwiegend langjährig erprobten Phasenprophylaktika zu setzen, wenn Sie an einer bipolaren oder schizoaffektiven* Störung leiden und weiteren Episoden medikamentös vorbeugen möchten.

Tranquilizer (Beruhigungsmittel) und Hypnotika (Schlafmittel) sind die ältesten Formen medikamentöser Behandlung psychischer Störungen. Bereits im 19. Jahrhundert gab es beruhigende und Schlaf fördernde pflanzliche und später auch chemische Substanzen, die wegen dieser Wirkung genutzt wurden. Eine davon, Chloralhydrat (Chloraldurat®), ist heute noch in Gebrauch.

Mit Beginn des 20. Jahrhunderts kam die Gruppe der Barbiturate* auf den Markt, die sowohl als Beruhigungs- und Schlafmittel als auch als Antiepileptika (Mittel gegen Krampfleiden) genutzt wurden. Von diesen untereinander chemisch verwandten Mitteln sind nur noch das lang wirksame Phenobarbital (Luminal®) – vor allem zur Epilepsiebehandlung – und das sehr kurz wirksame Barbital – vor allem in der Anästhesie zur Narkoseeinleitung – in Gebrauch. In der Psychiatrie sind sie fast vollständig verdrängt worden durch die Gruppe der Benzodiazepine*, die seit den 1960er-Jahren nach und nach auf den Markt kamen und hinsichtlich der Nebenwirkungen günstiger sind als die Barbiturate. Die Benzodiazepine sind seit Jahrzehnten vorherrschend, wenn es um die Lösung von Spannungen und Ängsten, um allgemeine Beruhigung und um die Ermöglichung von ausreichendem Nachtschlaf geht. Früher übliche, z. B. bromhaltige Mittel sind in den Hintergrund getreten. Einige neuere Substanzen (Zolpidem, Zopiclon und Zaleplon) sind hinzugekommen, haben aber hinsichtlich erwünschter und unerwünschter Wirkungen keine entscheidende Verbesserung gebracht.

Die meisten Tranquilizer und Hypnotika wirken in niedriger Dosis beruhigend, in hoher Dosis als Schlafmittel. Wir besprechen darum diese beiden Wirkungen in einem gemeinsamen Kapitel.

Viele Beruhigungs- und Schlafmittel sind rezeptfrei in der Apotheke erhältlich, obwohl nicht alle frei von gefährlichen Nebenwirkungen sind. Insbesondere raten wir Ihnen von der Einnahme von bromhaltigen Verbindungen ab, weil diese zu Bromvergiftungen führen können.

Beruhigungs- und Schlafmittel werden zum weitaus größten Teil von Hausärzten verschrieben. Die meisten Menschen mit Schlafstörungen, Stress oder unspezifischen Störungen des seelischen und körperlichen Befindens mögen nicht gleich zum Psychiater gehen. Vielfach ist das sicher auch nicht erforderlich, andererseits werden dadurch oft ernstere seelische Störungen übersehen, bei denen Psychopharmaka aus anderen Gruppen sowie eine Psychotherapie besser helfen könnten als Tranquilizer oder Hypnotika. Das gilt besonders für mittelschwere und schwere Depressionen, die oft über Jahre hinweg unzureichend behandelt werden. Wir raten Ihnen darum trotz aller Vorurteile (»Irrenarzt«), sich zum Besuch eines Facharztes und eines Psychologischen Psychotherapeuten zu entschließen, wenn Ihre Beschwerden nicht eindeutig auf körperliche Ursachen zurückzuführen sind!

Benzodiazepine

Die meisten Medikamente, die als Beruhigungs- und Schlafmittel verschrieben werden, gehören zur Gruppe der Benzodiazepine, die wir deshalb ausführlicher vorstellen wollen. Weitere Beruhigungs- und Schlafmittel besprechen wir im Anschluss daran.

Um Ihnen den Wirkmechanismus der Benzodiazepine erläutern zu können, möchten wir Ihnen zunächst einen Neurotransmitter* vorstellen, die GABA* (Gamma-Amino-Buttersäure). Wie die übrigen Transmittersubstanzen hat auch die GABA ihre spezifischen Rezeptoren*. Allerdings entfaltet sie an Synapsen* eine etwas andere Wirkung: Wenn ein GABA-Molekül sich an »seinen« Rezeptor andockt, führt dies zu einer elektrischen Abdichtung (Hyperpolarisation) der postsynaptischen* Nervenstruktur. In der Folge ist sie weniger leicht erregbar als sonst, das heißt, die Weiterleitung eintreffender Reize wird gehemmt.

Benzodiazepine haben nun die besondere Eigenschaft, dass sie sich an GABA-Rezeptoren chemisch anlagern können. Diese Verbindung zwischen Rezeptor und Benzodiazepin-Molekül bindet besonders gut die umherirrenden GABA-Moleküle und verstärkt somit deren hemmende Wirkung auf zahlreiche unterschiedliche Gehirnfunktionen. Wenn eintreffende Reize nur noch abgeschwächt weitergeleitet werden, bedeutet dies nichts anderes, als dass die Einflussnahme äußerer Faktoren auf das Befinden verringert wird. Auch die enge Verbindung zwischen seelischem Erleben und den vegetativen Reaktionen des Körpers (Puls und Blutdruck, Schwitzen usw.) wird abgeschwächt.

■■■ Erwünschte Wirkungen

Wenn Sie ein Medikament aus der Gruppe der Benzodiazepine einnehmen, können Sie nach kurzer Zeit eine wohlige Entspannung spüren. Angst und Anspannung verschwinden, Sie fühlen sich freier und gelassener.

Benzodiazepine sedieren* und fördern das Ein- und Durchschlafen; je nach der eingenommenen Dosis kann sogar von einer »Schlaf erzwingenden« Wirkung gesprochen werden. Auch diese Wirkung ist angenehm, wenn Sie sich mit Schlafstörungen geplagt haben – und das ist ja bei Stress und den meisten seelischen Störungen der Fall.

Allerdings: Gerade weil sie so angenehm wirken, können Benzodiazepine ein süchtiges Verlangen erzeugen und zu seelischer und sogar körperlicher Abhängigkeit führen, so dass Sie schließlich den Eindruck bekommen, ohne das Medikament nicht mehr leben zu können. Das Risiko einer Medikamentenabhängigkeit ist dabei umso größer, je schneller das Medikament wirkt.

Benzodiazepine sind außerdem als Antiepileptika* gebräuchlich, werden also in der Behandlung der verschiedenen Formen der Epilepsie breit eingesetzt.

Sie wirken entspannend auf die Muskulatur. Ebenso wie bei der vorigen Indikation* geht es hierbei um neurologische Erkrankungen, so dass wir auf diese beiden Wirkungen nicht weiter eingehen werden.

Grundsätzlich haben alle Benzodiazepine alle vier Wirkungen im gleichen Maße. Sie unterscheiden sich voneinander nur durch die Geschwindigkeit, mit der die Wirkung eintritt (Anflutung), und durch die Wirkdauer. Außerdem sind bei den einzelnen Substanzen unterschiedliche Mengen für vergleichbare Wirkungen erforderlich – aber das kennen wir ja auch von anderen Medikamentengruppen.

Beruhigungs- und Schlafmittel (Tranquilizer und Hypnotika)

Benzodiazepine mit kurzer Wirkdauer (unter sechs Stunden)	Midazolam (Dormicum®) Triazolam (Halcion®)
Benzodiazepine mit mittlerer Wirkdauer (sechs bis 24 Stunden)	Alprazolam (Tafil®) Bromazepam (Lexotanil®) Brotizolam (Lendormin®) *Flunitrazepam* (Rohypnol®) *Lorazepam* (Tavor®) Lormetazepam (Noctamid®) Oxazepam (Adumbran®) Temazepam (Remestan® / Planum®)
Benzodiazepine mit langer Wirkdauer (über 24 Stunden)	*Chlordiazepoxid* (Librium®) Clobazam (Frisium®) Clonazepam (Rivotril®) *Diazepam* (Valium®) Dikaliumclorazepat (Tranxilium®) Flurazepam (Dalmadorm®) Medazepam (Rudotel®) Nitrazepam (Mogadan®) Prazepam (Demetrin®)
Nicht-Benzodiazepine	Buspiron (Bespar®) Chloralhydrat (Chloraldurat®) Diphenhydramin (Betadorm®, Halbmond®) Doxylamin (Hoggar® N) Hydroxyzin (Atarax®) Melatonin (Circadin®) Opipramol (Insidon®) Pregabalin (Lyrica®) Tryptophan (Kalma®, Ardeytropin®) Zaleplon (Sonata®) Zolpidem (Stilnox®) Zopiclon (Ximovan®)
Pflanzliche Beruhigungs- und Schlafmittel	Hopfen Melisse Baldrian

Benzodiazepine mit besonders schneller Anflutung sind kursiv gesetzt.

Die Wirkungs- oder Anflutungsgeschwindigkeit ist eine Eigenschaft der jeweiligen Substanz. So tritt die beruhigende und entspannende Wirkung bei Lorazepam (Tavor®) deutlich schneller ein als bei Oxazepam (Adumbran®). Deswegen ist Lorazepam die am häufigsten verordnete Substanz bei akuten Angstzuständen. Andererseits ist Lorazepam auch das Benzodiazepin mit den häufigsten Berichten über Abhängigkeit und Sucht, eben wegen dieser besonders raschen Wirkung.

In der Tabelle auf S. 106 haben wir die gebräuchlichsten Benzodiazepine sowie weitere Beruhigungs- und Schlafmittel aufgeführt; Benzodiazepine mit besonders schneller Anflutung sind kursiv gesetzt.

In der Verordnungspraxis spielt die Wirkdauer eine große Rolle. Zwischen den Einzelsubstanzen liegt eine große Variationsbreite, manche wirken nur wenige Stunden, andere länger als einen ganzen Tag. Wie lange eine Einzeldosis wirkt, hängt einerseits von der eingenommenen Menge ab, andererseits von der biologischen Halbwertzeit*, also davon, wie die Substanz chemisch umgewandelt und aus dem Körper ausgeschieden wird.

Bei den Benzodiazepinen gibt es allerdings eine Besonderheit: Sie werden in der Leber, der »Entgiftungszentrale« des Körpers, in Substanzen umgewandelt, die ihrerseits Benzodiazepine sind, aber ganz andere Halbwertzeiten haben. Dadurch lässt sich die tatsächliche Wirkdauer nicht exakt beziffern. Wir haben darum in der Tabelle nur eine grobe Klassifizierung vorgenommen, aus der Sie ersehen können, mit welcher Wirkdauer Sie bei Einnahme üblicher Dosierungen in etwa zu rechnen haben.

Vielleicht sind Sie überrascht, dass viele sehr gebräuchliche Schlafmittel in der Gruppe mit langer Wirkdauer zu finden sind. Von einem Schlafmittel sollte man eigentlich erwarten, dass es etwa sechs bis acht, allenfalls bis zehn Stunden wirkt. Die in dieser Gruppe genannten Benzodiazepine wirken aber wesentlich länger – Diazepam hat z. B. (je nach Stoffwechsellage des Einzelnen) eine Halbwertzeit von 20 bis über 40 Stunden! Das heißt, Sie müssen bei diesen Mitteln mit einem sogenannten »Hang-over« rechnen, also mit einer Wirkung weit in den nächsten Tag hinein, der erhebliche Einschränkungen der Fahrtüchtigkeit und Arbeitsfähigkeit mit sich bringen kann. Sie sind somit als Schlafmittel eigentlich nicht geeignet. Auch Benzodiazepine mit mittellanger Wirkdauer sind nicht völlig frei von solchen Überhangeffekten.

Unerwünschte Wirkungen

Zu der enormen Verbreitung der Benzodiazepine hat ihre gute Verträglichkeit beigetragen. Benzodiazepine haben relativ wenige Nebenwirkungen und sie haben eine große therapeutische Breite*, das heißt, der Sicherheitsabstand zwischen den üblicherweise verordneten Dosierungen und lebensgefährlichen Mengen ist sehr groß. Allerdings steigt die Gefahr einer Behinderung der Spontanatmung (Hemmung des Atemzentrums im Gehirn), wenn Benzodiazepine und andere sedierende* Substanzen kombiniert werden – z. B. beim gleichzeitigen Konsum von Alkohol.

Ohnehin wirken mehrere sedierende Substanzen überschießend stark zusammen, bei Kombinationen lässt sich die Stärke der Gesamtwirkung nicht abschätzen. Wie bei allen dämpfenden Psychopharmaka gilt daher strikt null Promille Alkohol für die Teilnahme am Straßenverkehr und für Arbeitstätigkeit! Wegen des schon angesprochenen Wirkungsüberhangs (Hang-over) in den nächsten Tag hinein gilt der Alkoholverzicht auch für den Tag nach der Einnahme.

Besonders im höheren Lebensalter und bei der Einnahme höherer Dosen von Benzodiazepinen sind paradoxe Wirkungen möglich. Statt einer Beruhigung und Entspannung kommt es dann zu Erregungszuständen mit euphorischer oder gereizter Stimmung, unter Umständen zu aggressivem Verhalten. Ältere sind außerdem durch Verwirrtheit, Gangunsicherheit und Stürze gefährdet. Deswegen werden diese Substanzen bei älteren Menschen mit seelischen Störungen nicht gerne verwendet, zur Sedierung eignen sich schwachpotente Neuroleptika besser (z. B. Melperon und Pipamperon, die geringe Nebenwirkungen auf Herz und Kreislauf haben). Rasch anflutende Benzodiazepine können darüber hinaus zu Gedächtnislücken führen. Bei den in der Psychiatrie üblichen Präparaten spielt diese Nebenwirkung aber keine Rolle.

Abhängigkeit und Sucht

Wie schon erwähnt, kann die längerfristige Einnahme von Benzodiazepinen zu seelischer und körperlicher Abhängigkeit führen. Wenn Sie sich über dieses Risiko genauer klar werden wollen, können Sie es mit der Entwicklung einer Abhängigkeit von Alkohol vergleichen. Benzodiazepine und Alkohol ähneln sich nicht nur in der Wirkung (entspannend, dämpfend), sondern auch hinsichtlich der Suchtgefährdung:

Von allen Menschen, die längere Zeit mehr oder weniger regelmäßig Alkohol trinken, wird ein Teil abhängig – er entwickelt ein Verlangen nach der Wirkung, vermeidet Situationen ohne Alkohol, hat stets einen Vorrat zur Verfügung, »kann ohne Alkohol nicht zurechtkommen«. Das ist ungefähr die Beschreibung einer seelischen Abhängigkeit.

Von allen, die abhängig geworden sind, entwickelt wiederum ein Teil auch die Symptome einer körperlichen Sucht – zur Erreichung der gewünschten Wirkung werden immer größere Mengen erforderlich, und bei abruptem Weglassen nach längerem kontinuierlichem Trinken kommt es zu Entzugserscheinungen.

So ähnlich verhält es sich auch bei den Benzodiazepinen: Wenn Sie ein Beruhigungs- oder Schlafmittel längere Zeit einnehmen, steigt das Risiko einer zunächst seelischen, dann auch körperlichen Abhängigkeit; diese tritt aber nicht bei jedem Menschen ein.

Es gibt keine exakte Zeitgrenze für den Beginn einer Abhängigkeit. Grob geschätzt, kann man davon ausgehen, dass ein Einnahmezeitraum von vier bis sechs Wochen noch kein großes Risiko darstellt – so steht es meist auch in den Beipackzetteln. Wenn Sie allerdings schon seit Monaten oder gar Jahren ein Benzodiazepin einnehmen, können Sie in aller Regel davon ausgehen, dass sich eine Abhängigkeit entwickelt hat.

Wenn eine Abhängigkeit besteht, sollten Sie die Benzodiazepine keinesfalls von einem Tag auf den anderen absetzen, da Sie mit spürbaren Entzugserscheinungen rechnen müssen. Fast immer kommt es zu Unruhe, Angst, Schlaflosigkeit, Reizbarkeit – da lässt sich nicht immer unterscheiden, ob die Problematik wieder auftritt, wegen derer man ursprünglich zu den Medikamenten gegriffen hat, oder ob es sich um Entzugserscheinungen handelt. Zusätzlich treten körperliche Beschwerden auf: Schwitzen, Muskelverspannungen und Muskelzittern, Kopfschmerzen, Übelkeit und Erbrechen. Bei schwerem Verlauf kommt es sogar zu gefährlichen Entzugserscheinungen, die dem Alkoholentzug ähneln. Die wichtigsten sind Krampfanfälle (epileptische Grand-Mal-Anfälle) und Delirien* sowie andere Arten von Verwirrtheitszuständen.

Die Entzugssymptome können wochenlang anhalten, sie können auch nach vorübergehender Besserung erneut auftreten – anders als beim Entzug von Alkohol, der in der Regel nach ein bis zwei Wochen ausgestanden ist.

Weil der Entzug von Benzodiazepinen somit sehr unangenehm und durchaus auch gefährlich sein kann, sollten Sie diese Mittel nach langem Gebrauch in kleinen Schritten und über einen längeren Zeitraum (etliche Wochen oder sogar Monate) absetzen. Besprechen Sie das auf jeden Fall mit Ihrem Arzt! Auch wenn Sie diese unangenehme Aufgabe scheuen und sie am liebsten vor sich herschieben möchten: Es lohnt sich, einen Absetzversuch schrittweise zu unternehmen und für Ihr Problem – falls es wieder auftritt – nach anderen Lösungen, ohne Suchtgefahr, zu suchen.

Besonderheiten der übrigen Beruhigungs- und Schlafmittel

In der Übersichtstabelle dieses Kapitels haben wir neben den Benzodiazepinen einige weitere Beruhigungs- und Schlafmittel namentlich genannt, die besonders häufig in der allgemeinärztlichen Praxis verwendet oder von gestressten Menschen mit Schlafstörungen rezeptfrei in der Apotheke gekauft werden.

Zolpidem (Stilnox®) und Zopiclon (Ximovan®) kamen rund zwanzig Jahre nach den ersten Benzodiazepinen in den Handel, später folgte noch Zaleplon (Sonata®). Alle drei sind mit den Benzodiazepinen chemisch nicht verwandt, haben aber die gleiche Wirkung auf die GABA*-Rezeptoren wie diese. Daher entfalten sie in etwa die gleichen Wirkungen und Nebenwirkungen. Auch bei diesen Mitteln besteht die Gefahr von Abhängigkeit und Sucht, jedoch angeblich seltener. Sie werden vor allem als Schlafmittel eingesetzt.

Chloralhydrat (Chloraldurat®) führen wir vor allem darum auf, weil es das älteste überhaupt noch gebräuchliche chemisch hergestellte Psychopharmakon ist. Es wurde im 19. Jahrhundert verordnet, spielt aber heute keine große Rolle mehr.

Buspiron (Anxut®/Bespar®) und Opipramol (Insidon®) haben andere Wirkungsmechanismen als die Benzodiazepine und darum auch eine andere Wirkung auf das seelische Befinden. Sie sedieren nicht, eignen sich also nicht als Schlafmittel, wirken aber beruhigend, Angst lösend und entspannend, ohne eine süchtige Abhängigkeit zu erzeugen. Sie eignen sich deshalb vor allem zur Behandlung von Angststörungen*. Ähnlich wie bei der Einnahme von Antidepressiva müssen Sie allerdings bei beiden Medikamenten mit einem verzögerten Eintritt dieser Wirkung nach etwa zehn bis 14 Tagen rechnen.

Auch Pregabalin (Lyrica®) ist neuerdings zur Behandlung von Angststörungen zugelassen. Allerdings besteht der Verdacht, es könnte wegen seiner euphorisierenden Wirkung zu Abhängigkeit führen.

Diphenhydramin (Betadorm®, Halbmond®), Doxylamin (Hoggar® N) und Hydroxyzin (Atarax®) gehören zu den Antihistaminika*. Während deren sedierende Wirkung bei der Behandlung allergischer Symptome eine unerwünschte Nebenwirkung darstellt, eignen sich einige Substanzen dieser Gruppe als Schlafmittel. Verstopfung und Harnverhalt sind allerdings relativ häufige Nebenwirkungen.

Zur Entspannung, Beruhigung und Schlafförderung dienen ferner einige Heilpflanzen, deren Wirkung schon sehr lange bekannt ist, z.B. Hopfen, Melisse und Baldrian. Sie sind nicht nur als Tabletten oder Tropfen erhältlich, sondern beispielsweise auch als Badezusätze – hier kommt zur Wirkung des Pflanzenextrakts noch die entspannende Wirkung des Vollbades hinzu. Diese Substanzen wirken in den üblichen Dosierungen nicht so stark wie chemisch hergestellte Arzneimittel. Sie haben dann allerdings auch keine ernsthaften Nebenwirkungen.

Pflanzliche Präparate eignen sich vor allem bei weniger schweren Befindlichkeitsstörungen. Wenn Sie sich mit ihnen zu helfen wissen, brauchen Sie auf die stärkeren Beruhigungs- und Schlafmittel nicht zurückzugreifen.

Empfehlungen zur Behandlung von Schlafstörungen

Wie schon erwähnt, ist die Einnahme von Schlafmitteln, auch frei verkäuflichen, bei uns enorm verbreitet. Indirekt kann man den Genuss von Alkohol hinzurechnen, denn alkoholhaltige Getränke werden ja auch oft eingenommen, um abends zur Ruhe zu kommen und schlafen zu können.

Unserer Meinung nach ist der Griff zu sedierenden Substanzen aber in vielen Fällen vorschnell oder sogar unnötig. Sie sollten zurückhaltend damit umgehen, schon wegen der Abhängigkeitsgefahr. Wir warnen besonders vor den Gefahren, die eine unkritische Anwendung der zahlreichen, vermeintlich harmlosen Schlaf- und Beruhigungsmittel mit sich bringt, die Sie rezeptfrei in der Apotheke kaufen können.

Zunächst sollten Sie sich fragen: Ist mein Schlaf überhaupt so ernsthaft gestört, dass ich dringend etwas unternehmen muss? Das Schlafbedürfnis ist individuell sehr verschieden, nicht jeder Mensch braucht acht Stunden Schlaf und mit dem Alter sinkt die Schlafzeit ohnehin immer weiter ab. Eine Kontrollfrage wäre also: Wie viele Stunden habe ich durchschnittlich geschlafen, als ich mich zuletzt im Großen und Ganzen wohlgefühlt habe? Wenn das beispielsweise rund sechs Stunden pro Nacht waren, brauchen Sie nicht weiter beunruhigt zu sein, wenn Sie vorübergehend nur viereinhalb oder fünf Stunden Schlaf bekommen.

Eine andere wichtige Überlegung betrifft die Zeit, zu der Sie zu Bett gehen. Wir kennen sehr viele Menschen mit schweren seelischen Störungen, die sich extrem früh schlafen legen – manchmal schon um 18 oder 19 Uhr. Wenn Sie zu diesem Personenkreis gehören, brauchen Sie sich natürlich nicht zu wundern, wenn Sie etwa um drei Uhr nachts wach werden und partout nicht mehr einschlafen können. Sie haben ja Ihr Schlafpensum schon bekommen! Da würde dann nur eine Verschiebung des Einschlafzeitpunktes Abhilfe schaffen. Oder anders gesagt: Sie haben die Wahl, entweder Ihre Abende oder die frühen Morgenstunden mit einer Aktivität zu füllen.

Leider gelingt es nicht immer, zügig einzuschlafen, sobald man sich hingelegt hat. Auch das Durchschlafen klappt nicht immer, dafür gibt es viele mögliche Gründe. Solange Sie trotzdem insgesamt genug Schlaf finden, sollten Sie nicht allzu sehr beunruhigt sein.

Vielleicht finden Sie es aber doch belastend, längere Zeit wach im Bett zu liegen. Vielleicht grübeln Sie dann viel oder Sie versuchen krampfhaft in den Schlaf zu kommen und sind enttäuscht oder verärgert, wenn es nicht gelingen will. In solchen Situationen raten wir Ihnen, diese unangenehmen Zeiten des

Wachliegens nicht unnötig lange auszuhalten, denn das wird vermutlich Ihre Schlafprobleme eher verschlimmern. Wahrscheinlich sagen Sie sich dann schon beim Hinlegen: »Ich kann bestimmt wieder nicht einschlafen, ich habe es ja schon so oft versucht.« Unser Vorschlag: Tun Sie etwas anderes! Ganz gleich was, probieren Sie aus, was Ihnen gut tut! Es muss auch nicht direkt Schlaf fördernd sein, wenn es Ihnen nur gelingt, aus dem Teufelskreis von schlafen zu wollen und nicht schlafen zu können herauszukommen. Eine halbe Stunde oder eine Stunde später gelingt es dann vielleicht besser. Erst wenn Sie längere Zeit viel zu wenig Schlaf bekommen, wird es Zeit, gezielte Maßnahmen zu ergreifen.

Von dieser Empfehlung gibt es eine wichtige Ausnahme: Wenn Sie bereits Erfahrungen mit Psychosen*, Manien* oder schweren Depressionen* gemacht haben, könnte eine Schlafstörung ein Frühwarnzeichen für eine erneute derartige Erkrankung sein. In diesen Fällen hat natürlich die frühzeitige Krisenintervention Vorrang.

Bevor Sie nun aber zu Schlafmitteln greifen, gibt es einige Hausmittel, die Sie vielleicht schon in Ihrer Kinderzeit kennengelernt haben. Diese können auch bei Erwachsenen helfen: eine Wärmflasche oder ein Heizkissen, ein entspannendes Vollbad (eventuell mit Badezusatz, siehe oben), ein Glas warme Milch oder warmes Wasser mit Zucker oder Honig, eine CD oder Kassette mit beruhigender Musik, »Schäfchen zählen« oder auch nasse Wollsocken an den Füßen. Wir können Ihnen zwar nicht im Einzelnen erklären, warum so etwas wirken soll, aber probieren Sie es einfach aus. Alle diese Dinge sind vollständig nebenwirkungsfrei!

Und noch etwas können Sie tun, bevor Sie zum Medikament greifen: Entspannungsübungen. Am bekanntesten ist das Autogene Training, das allerdings einige Praxis erfordert und auch nicht für jeden geeignet ist (z. B. empfehlen wir es nicht bei einer Neigung zu akuten Psychosen). Wesentlich einfacher können Sie die sogenannte Progressive Muskelentspannung nach Jacobson erlernen. Dabei geht man nacheinander alle Muskelregionen durch, spannt sie zunächst an und lässt sie dann ganz locker. Lassen Sie sich dieses Verfahren doch einmal zeigen, Fachleute dafür gibt es überall!

Wenn Sie mit all diesen Hilfen nicht annähernd genug Schlaf erreichen, kann es schließlich doch sinnvoll sein, vorübergehend mit einem Medikament nachzuhelfen. Besprechen Sie mit Ihrem Arzt, ob eine solche Situation vorliegt und welches Mittel Sie für welche Zeitdauer einnehmen sollten. Vielleicht genügt ja auch eine Bedarfsverordnung, also die Absprache, dass Sie das Beruhigungs- oder Schlafmittel nicht von vornherein einnehmen, sondern nur, wenn Sie merken, »heute Abend klappt es nicht«.

Wenn Sie sich für diese Variante entscheiden, empfehlen wir Ihnen, im Kapitel »Praktische Handhabung von Medikamenten« noch einmal den Abschnitt »Bedarfsarznei« nachzulesen.

Allerdings sollten Sie den Gebrauch von Schlafmitteln auf einige Wochen beschränken. Wenn Sie glauben, das sei in Ihrem besonderen Fall nicht möglich, gehen Sie das Risiko einer Medikamentenabhängigkeit ein, möglicherweise sogar einer Sucht mit körperlichen Folgen.

Darum unser letzter Rat zum Thema Schlafstörungen und Medikamente: Spätestens wenn Sie sich zur Einnahme eines Medikaments entschließen, sollten Sie parallel dazu eine Beratung oder Psychotherapie in Anspruch nehmen. Bedenken Sie:

Psychopharmaka heilen nicht und sie lösen auch keine Probleme! Ein gutes Medikament hilft Ihnen allenfalls, indem es bessere Voraussetzungen dafür schafft, dass Sie die Probleme selbst in den Griff bekommen können, die zu gestörtem Schlaf geführt haben.

Wechselwirkungen und Kombinationen mit anderen Medikamenten

Mit den meisten Psychopharmaka vertragen sich die gängigen Tranquilizer recht gut. Bei einigen Kombinationen kann es zu gegenseitiger Verstärkung oder Abschwächung der Wirkungen kommen; wenn Sie bei sich eine solche Veränderung vermuten, fragen Sie Ihren Arzt, der dann die Dosierungen entsprechend anpassen kann.

Grundsätzlich gilt aber: Substanzen, die sedieren*, verstärken sich gegenseitig übermäßig. Wenn Sie also beispielsweise ein dämpfendes Antidepressivum oder Neuroleptikum mit einem Tranquilizer kombinieren, müssen Sie damit rechnen, in Ihrer Wachheit und Reaktionsgeschwindigkeit deutlich stärker als erwartet beeinträchtigt zu sein. Das gilt natürlich erst recht, wenn Sie gleichzeitig noch Alkohol trinken. Beachten Sie darum die Regel: Bei Einnahme der genannten Medikamente gilt »null Promille«, wenn Sie Auto fahren, an Maschinen arbeiten oder andere Tätigkeiten ausüben, bei denen es auf rasche Wahrnehmung und schnelle, angemessene Reaktionen geht!

Vorsicht ist bei der Kombination von Benzodiazepinen mit Clozapin (Leponex® u.a.) geboten. Hier kann es in sehr seltenen Fällen zu Schwindel, Kreislaufproblemen und Beeinträchtigung der Atmung bis zum Atemstillstand kommen. Wenn Sie eine solche Kombination aber bereits seit längerer Zeit einnehmen, brauchen Sie diese Komplikation nicht mehr zu fürchten.

In der Psychiatrie erhalten Sie Tranquilizer meistens als Ergänzung zu anderen Psychopharmaka. Sie nehmen also beispielsweise ein Antidepressivum zur Behandlung einer Depression* oder einer Angststörung* und überbrücken die ersten Wochen bis zum Wirkungseintritt durch die zusätzliche Einnahme eines Tranquilizers, um eine Linderung Ihrer Beschwerden oder einen ausreichenden Nachtschlaf zu erreichen. Oder Sie nehmen ein Neuroleptikum, um mit psychotischem Erleben umzugehen, und in akuten Krisenzeiten kommt ein Tranquilizer vorübergehend dazu – als Alternative zu einem dämpfenden, schwachpotenten Neuroleptikum oder auch in Kombination damit.

Sie sehen: Tranquilizer und Hypnotika können in ganz unterschiedlichen Situationen hilfreich sein. Weil bei den meisten psychischen Störungen Anspannung (Stress) sowie Ein- und Durchschlafprobleme auftreten, werden sie sehr häufig eingesetzt. Wegen der Abhängigkeitsgefahr sollten sie aber nur befristet verordnet werden. Sie eignen sich vor allem zur Linderung der Beschwerden bei akuten Krisen. Dabei spielt es keine Rolle, ob diese im Rahmen einer Psychose, Manie, Depression, Angst- oder Zwangsstörung, Persönlichkeitsstörung oder Belastungsstörung auftreten. Nur bei schweren psychischen Störungen gelingt es nicht immer, einen Tranquilizer rechtzeitig abzusetzen, so dass manchmal die Entwicklung einer Abhängigkeit in Kauf genommen werden muss, weil anders eine ausreichende psychische Stabilität nicht zu erreichen ist.

Hier möchten wir Ihnen die einzelnen Tranquilizer und Hypnotika kurz mit den üblichen Behandlungsdosierungen sowie den spezifischen Eigenschaften und Besonderheiten vorstellen. Die Aufzählung ist alphabetisch sortiert nach Wirkstoffen. Wenn Sie den Namen Ihres Medikamentes nicht gleich finden, schlagen Sie im Medikamentenverzeichnis im Anhang nach.

Soweit nicht anders erwähnt, handelt es sich bei den im Folgenden aufgeführten Medikamenten um Benzodiazepine.

Alprazolam (Tafil®)

hat eine mittlere Wirkdauer. Wirksame Metaboliten* sind nicht von Bedeutung. Die übliche Dosis liegt bei 0,5 bis 2 mg am Tag (max. 4 mg). Es gibt vielfache Wechselwirkungen mit anderen Medikamenten. Deshalb sollten Sie Ihrem Psychiater alle sonstigen Medikamente nennen, die Sie einnehmen.

Bromazepam (Lexotanil®)

hat einen sehr schnellen Wirkbeginn und eine mittlere Wirkdauer. Wirksame Metaboliten* sind nicht von Bedeutung. Die übliche Dosis liegt bei 3 bis 6 mg am Tag (max. 12 mg).

Brotizolam (Lendormin®)

hat einen raschen Wirkbeginn und eine mittlere Wirkdauer. Die übliche Dosis liegt bei 0,125 bis 0,25 mg abends. Es wird bei Ein- und Durchschlafstörungen eingesetzt.

Buspiron (Anxut® / Bespar®)

ist kein Benzodiazepin*. Die Wirkung beginnt erst verzögert nach 10- bis 14-tägiger Einnahme. Die übliche Dosis liegt bei 15 bis 30 mg am Tag (max. 60 mg). Buspiron wird zur Behandlung der Angststörungen* eingesetzt. Es macht nicht abhängig, wirkt nicht sedierend und zeigt keine Wechselwirkung mit Alkohol. Nachweise für die Langzeitwirkung fehlen noch. Es sollte nicht mit MAO-Hemmern* kombiniert werden. Häufige Nebenwirkung ist Tinnitus*.

Chloralhydrat (Chloraldurat®)

ist kein Benzodiazepin*. Es hat in der roten Zubereitungsform einen schnellen, in der blauen Form einen verzögerten Wirkbeginn und eine mittlere Wirkdauer. Es ist eines der ältesten noch verwendeten Schlafmittel. Die übliche Dosis liegt bei 250 bis 1000 mg am Tag (max. 1500 mg). Da Chloraldurat im Körper in Alkohol umgewandelt wird, besteht die Gefahr, dass sich eine Abhängigkeit entwickelt. Es sollte keinesfalls bei bereits bekannten Abhängigkeitserkrankungen eingesetzt werden.

Chlordiazepoxid (Librium®)

wird schnell aufgenommen und hat eine lange Wirkdauer. Die Metaboliten* wirken bis zu 200 Stunden, mit der Gefahr der Anreicherung im Körper bei regelmäßiger Einnahme. Die Dosis bei ambulanter Behandlung liegt bei 10 bis 50 mg am Tag, wobei Sie nicht mehr als 25 mg auf einmal nehmen sollten.

Clobazam (Frisium®)

ist ein Medikament, das lange wirkt, da die wirksamen Metaboliten* langsam abgebaut werden, mit der Gefahr der Anreicherung im Körper bei regelmäßiger Einnahme. Die übliche Dosis liegt bei 20 bis 30 mg am Tag (max. 60 mg).

Clonazepam (Rivotril®)

hat einen schnellen Wirkungseintritt und eine lange Wirkdauer. Neben der psychiatrischen Verordnung spielt es in der Behandlung von epileptischen Anfällen eine Rolle. Die übliche Dosierung im psychiatrischen Bereich liegt bei 2 bis 5 mg am Tag (max. 15 mg).

Diazepam (Valium®)

hat den schnellsten Wirkbeginn von allen Benzodiazepinen*. Da die Metaboliten* eine sehr lange Wirkdauer haben, besteht bei regelmäßiger Einnahme die Gefahr der Anreicherung im Körper. Wechselwirkungen mit diversen anderen Medikamenten können den Abbau noch weiter verlangsamen und damit die Wirkung verstärken. Die übliche Dosierung liegt bei 2 bis 15 mg, maximal 60 mg im stationären Rahmen.

Dikaliumclorazepat (Tranxilium®)

hat eine lange Wirkdauer. Es wird im Körper in die eigentliche Wirksubstanz Nordazepam umgewandelt. Die übliche Dosis liegt bei 5 bis 20 mg am Tag (max. 50 mg). Es besteht bei regelmäßiger Einnahme die Gefahr der Anreicherung im Körper.

Diphenhydramin (Betadorm®, Halbmond®)

ist ein Antihistaminikum* mit einem raschen Wirkbeginn und einer kurzen Wirkdauer. Die Schlaf anstoßende Wirkung ist geringer als bei Benzodiazepinen*. Die übliche Dosis liegt bei 50 mg abends. Abhängigkeit wurde in Einzelfällen beschrieben.

Wir raten wegen zahlreicher Wechselwirkungen von der Einnahme ab, wenn Sie auch noch andere Medikamente einnehmen.

Doxylamin (Hoggar® N)

ist ein Antihistaminikum* mit einem raschen Wirkbeginn und einer mittleren Wirkdauer. Die Schlaf anstoßende Wirkung ist geringer als bei Benzodiazepinen. Die übliche Dosis liegt bei 25 mg am Tag (max. 50 mg). Abhängigkeit wurde in Einzelfällen beschrieben. Wir raten wegen zahlreicher Wechselwirkungen von der Einnahme ab, wenn Sie auch noch andere Medikamente einnehmen.

Flunitrazepam (Rohypnol®)

hat einen sehr raschen Wirkbeginn und eine lange Wirkdauer. Die übliche Dosis liegt bei 0,5 bis 2 mg am Tag, unter stationären Bedingungen maximal 4 mg. Wegen der langen Wirkung besteht die Gefahr der Anreicherung im Körper und eines Hangovers*.

Flurazepam (Dalmadorm®)

selbst ist keine wirksame Substanz, wird aber nach der Einnahme rasch in verschiedene wirksame Metaboliten* umgewandelt. Deren Wirkdauer ist sehr unterschiedlich. So hat ein Teil der Metaboliten eine kurze bis mittlere Wirkdauer, ein anderer aber eine extrem lange (bis über zehn Tage!), so dass auch hier bei häufiger und regelmäßiger Einnahme die Gefahr der Anreicherung im Körper besteht. Die übliche Dosis liegt bei 15 bis 30 mg am Tag, maximal 60 mg unter stationären Bedingungen.

Hydroxyzin (Atarax®)

ist ein Antihistaminikum*. Es wirkt rasch und hat eine mittlere Wirkdauer. Die übliche Dosis liegt bei 30 bis 75 mg am Tag. Bisher gibt es keine Hinweise auf mögliche Abhängigkeitsentwicklungen. Es gibt diverse Wechselwirkungen mit anderen Medikamenten. Bei grünem Star, Lebererkrankungen, Prostatavergrößerung und MAO-Hemmer-Therapie sollte Hydroxyzin nicht eingesetzt werden.

Lorazepam (Tavor®)

hat einen raschen Wirkeintritt und eine mittlere Wirkdauer. In der Expidet®-Zubereitung zerfällt die Tablette im Mund, dadurch wird der Wirkeintritt aber nicht beschleunigt. Lorazepam hat keine wirksamen Metaboliten. Es löst sehr gut Angst und wirkt gut bei Katatonie*. Die übliche Dosis im ambulanten Bereich liegt bei 0,25 bis 5 mg am Tag, unter stationärer Behandlung bis 7,5 mg. Unserer Erfahrung nach ist die Gefahr einer Abhängigkeitsentwicklung bei Lorazepam größer als bei Vergleichspräparaten.

Lormetazepam (Noctamid®)

hat eine mittlere Wirkdauer. Es gibt keine wirksamen Metaboliten*, also reichert es sich nicht im Körper an. Die übliche Dosis liegt bei 0,5 bis 1 mg (max. 2 mg).

Medazepam (Rudotel®)

wird im Körper rasch zu Diazepam und Oxazepam verstoffwechselt. Somit gelten die Wirkdauern und Hinweise von dort. Die übliche Dosis liegt bei 10 bis 30 mg. Es besteht bei regelmäßiger Einnahme die Gefahr der Anreicherung im Körper.

Melatonin (Circadin®)

ist kein Benzodiazepin. Es hat nur eine eingeschränkte Zulassung zur Behandlung von Schlafstörungen älterer Menschen. Sie sollten es ein bis zwei Stunden vor dem Zubettgehen und nach der letzten Mahlzeit einnehmen. Die übliche Dosis ist 2 mg.

Nitrazepam (Mogadan®)

ist ein lang wirkendes Mittel. Die übliche Dosis liegt bei 2,5 bis 5 mg (max. 10 mg). Bei älteren Patienten sollte sie 5 mg nicht überschreiten, ansonsten ist mit einem Hang-over-Effekt* zu rechnen. Es besteht ein hohes Abhängigkeitsrisiko.

Opipramol (Insidon®)

ist kein Benzodiazepin und gehört zu den Angst lösenden Mitteln. Es hat eine mittlere Wirkdauer. Die übliche Dosis liegt bei 50 bis 200 mg am Tag. Vorsicht ist geboten bei gleichzeitiger Prostatavergrößerung, grünem Star, Leber- und Nierenerkrankungen und gleichzeitiger Gabe von MAO-Hemmern. Herzrhythmusstörungen und andere unerwünschte Arzneimittelwirkungen können auftreten.

Oxazepam (Adumbran®)

hat einen langsamen Wirkbeginn und eine mittlere Wirkdauer. Es gibt keine wirksamen Metaboliten*. Die übliche Dosis liegt bei 10 bis 60 mg am Tag in zwei bis vier Einzelgaben, in Ausnahmefällen maximal bis 150 mg bei stationärer Behandlung.

Prazepam (Demetrin®)
hat einen langsamen Wirkbeginn und wird im Körper in Nordazepam und Oxazepam als eigentliche Wirksubstanz umgewandelt: Siehe Dikaliumclorazepat und Oxazepam.

Pregabalin (Lyrica®)
ist kein Benzodiazepin. Es ist seit Längerem als Mittel gegen Epilepsie in Gebrauch und wird auch gegen Angststörungen* gegeben. Die übliche Tagesdosis liegt bei 150 bis 300 mg (max. 600 mg). Bei eingeschränkter Nierenfunktion sollten Sie die Dosis reduzieren. Es kommt häufig zu Gewichtszunahme. Inzwischen mehren sich Berichte von Suchtentwicklung.

Promethazin (Atosil®)
haben wir bei den Neuroleptika auf Seite 184 beschrieben.

Temazepam (Planum®, Remestan®)
hat eine mittlere Wirkdauer. Die übliche Dosis liegt bei 10 bis 40 mg. Es reichert sich nicht im Blut an.

Tetrazepam (Musaril®)
ist ein Benzodiazepin, wird aber eher zur Behandlung von Muskelverspannungen verordnet, weniger in der psychiatrischen Praxis.

Triazolam (Halcion®)
hat eine kurze Wirkdauer. Diese kann jedoch bei gleichzeitiger Behandlung mit Ritonavir (bei HIV-Infektion) auf das Zehnfache gesteigert werden. Die übliche Dosis liegt bei 0,125 bis 0,25 mg. Manchmal lässt sich nach abendlicher Einnahme am nächsten Morgen eine erhöhte Ängstlichkeit beobachten.

Tryptophan (Kalma®, Ardeytropin®)

ist kein Benzodiazepin. Es wird als Schlafmittel eingesetzt, hat aber nur eine geringe Wirkung. Die übliche Dosis liegt bei 500 bis 1 000 mg (maximal 2 000 mg). Es darf mit vielen anderen Psychopharmaka nicht kombiniert werden.

Zaleplon (Sonata®)

gehört zur Gruppe der Non-Benzodiazepine*. Es hat eine sehr kurze Wirkdauer und ist daher als Einschlafmittel geeignet. Die Dosis liegt bei 10 mg und sollte nicht gesteigert werden. Eine Abhängigkeitsentwicklung ist grundsätzlich möglich.

Zolpidem (Stilnox®)

gehört zur Gruppe der Non-Benzodiazepine*. Es hat eine kurze bis mittlere Wirkdauer und wird als Schlafmittel eingesetzt. Die übliche Dosis liegt bei 10 mg (max. 20 mg). Sie sollten eine Stunde vor der Einnahme nichts mehr essen. Eine Abhängigkeitsentwicklung ist möglich.

Zopiclon (Ximovan®)

gehört zur Gruppe der Non-Benzodiazepine*. Es hat eine kurze bis mittlere Wirkdauer und wird als Schlafmittel eingesetzt. Die übliche Dosis liegt bei 3,75 bis 7,5 mg (max. 15 mg). Sie sollten eine Stunde vor der Einnahme nichts mehr essen. Eine Abhängigkeitsentwicklung ist möglich.

Neuroleptika sind Mittel gegen Psychosen* – das wissen Sie wahrscheinlich bereits. Sie werden deswegen auch häufig als Antipsychotika bezeichnet. Aber was bedeutet das eigentlich? Wie wirken Neuroleptika auf psychotische Symptome?

»Stoffwechselstörung im Gehirn«: die Dopamin-Hypothese

Vielleicht hat Ihnen Ihr Arzt einmal erklärt, bei Ihrer Psychose handele es sich um eine Stoffwechselstörung im Gehirn. Diese Vorstellung leitet sich aus der bekannten, in Untersuchungen nachgewiesenen Wirkung der Neuroleptika auf den Gehirnstoffwechsel ab. In der folgenden Abbildung zeigen wir schematisch die Wirkung von Neuroleptika an Synapsen.

Die Wirkung von Neuroleptika

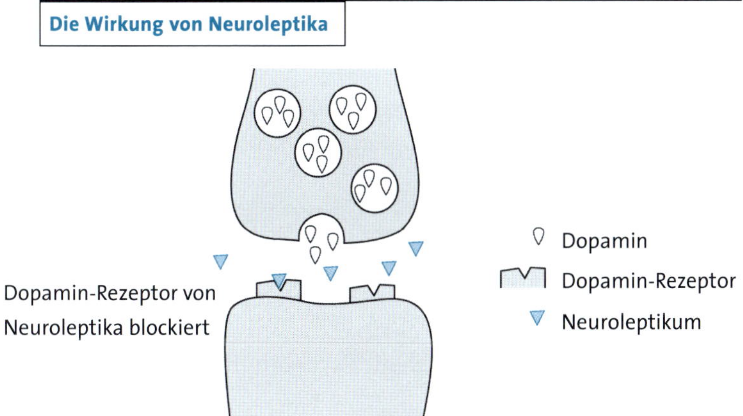

Als Neurotransmitter* an der Synapse* wirkt in diesem Falle Dopamin, und die weiterleitende Nervenzelle verfügt über Rezeptoren*, die zu dieser Substanz passen und darum »Dopamin-Rezeptoren« heißen. Dopamin ist im Gehirn an verschiedenen Funktionen beteiligt, u. a. ist es für Wahrnehmungsfähigkeit und Wahrnehmungsintensität verantwortlich.

Neuroleptika können sich nachgewiesenermaßen an Dopamin-Rezeptoren anlagern. Sie konkurrieren mit dem Dopamin um freie Rezeptoren. Die Verbindung eines Neuroleptikums mit dem Dopamin-Rezeptor löst allerdings keine elektrische Entladung aus, vielmehr ist der Rezeptor durch das Neuroleptikum vorübergehend blockiert. Im Ergebnis führt die Anwesenheit neuroleptischer Moleküle in diesen Synapsen zu einer Verminderung der Aktivität, d. h. zu einer Abschwächung der Weiterleitung eintreffender Reize, weil die Wahrscheinlichkeit geringer wird, dass Dopamin-Moleküle auf freie Rezeptoren treffen, sich dort anlagern und eine elektrische Entladung auslösen.

Die zahlreichen heute bekannten Neuroleptika wirken außerdem in unterschiedlicher Weise auf andere Neurotransmitter und Rezeptoren, eine Wirkung auf spezielle Dopamin-Rezeptoren ist ihnen aber gemeinsam. Somit kann man davon ausgehen, dass die Verminderung der Dopamin-Aktivität an diesen Rezeptoren gleichbedeutend ist mit der antipsychotischen Wirkung dieser Medikamente.

Wissenschaftliche Untersuchungen haben ergeben, dass Zustände akuter Psychosen mit einer vermehrten Ausschüttung von Dopamin aus den präsynaptischen* Speicherbläschen in einigen Hirnbezirken einhergehen. Psychotisches Erleben wäre demnach gleichbedeutend mit einer Übererregung im Dopamin-System: Während akuter Psychosen werden an Dopamin-Synapsen eintreffende Reize stärker weitergeleitet als sonst. Dieser verstärkten Reizweiterleitung wirkt die Rezeptorblockade durch Neuroleptika entgegen.

Allerdings ist die verstärkte Dopaminausschüttung nur während akuter Psychosen nachweisbar, nach deren Abklingen normalisiert sich die Funktion der Synapsen wieder. Wenn Sie also ein Neuroleptikum über lange Zeit, auch außerhalb akuter Krisen, kontinuierlich einnehmen, dient das der Vorbeugung für den Fall einer erneuten Krise – ansonsten wäre das Medikament eigentlich nicht erforderlich. Insofern liegt die Frage nahe, ob wirklich alle Menschen, die schon ein- oder mehrmals Psychosen erlebt haben, ununterbrochen mit Medikamenten behandelt werden sollten, die eine Verminderung der Dopamin-Aktivität bewirken. Schließlich ist die Rezeptorblockade mit einer mehr oder weniger spürbaren Verminderung kognitiver Leistungen verbunden (Auffassung, Denkvermögen, Konzentration usw.). Weitere Informationen zu diesem Thema finden Sie unten im Abschnitt »Langzeitverordnung von Neuroleptika«.

Ohnehin handelt es sich keinesfalls um die Klärung der Ursache für Psychosen, sondern lediglich um eine Beschreibung auf biochemischer Ebene. Schließlich ist jede seelische Funktion gleichzeitig auch Gehirnstoffwechsel, eben das Zusammenspiel der Weiterleitung elektrischer Entladungen mit der Wirkung der diversen Neurotransmitter und Rezeptoren. Es gibt also prinzipiell für jede seelische Regung immer zwei Beschreibungsebenen: eine seelische (»Wut«, »Erinnerung«, »logische Schlussfolgerung«) und eine biologische (Aktivität in bestimmten Hirnregionen). Daher ist es logisch, dass jede seelische Störung* oder Erkrankung auch gleichzeitig eine Störung der Gehirnfunktion ist. Diese genauer zu bestimmen, hilft zwar nicht zur Ursachenklärung – warum bin ich psychotisch? – aber zum Verständnis der Medikamentenwirkung – wie wirkt sich das Neuroleptikum auf mein psychotisches Erleben aus?

Man kann also sagen: Was wir auf der seelischen Ebene eine Psychose nennen, ist körperlich eine Veränderung im Gehirnstoffwechsel. Beides gehört untrennbar zusammen. Die Befunde zur Dopamin-Ausschüttung erklären mithin nicht die Ursache einer Psychose, helfen aber zu verstehen, wie es möglich ist, dass seelisches Erleben durch Substanzen verändert werden kann, die auf die Botenstoffe des Gehirns einwirken.

Sie dürfen sich allerdings die Rezeptorausstattung nicht als fest vorgegebene Eigenschaft der einzelnen Nervenzellen vorstellen, so wie etwa die Rillen eines Fingerabdruckes. Je nach äußeren Anforderungen kann jede Nervenzelle mehr oder weniger Rezeptoren ausprägen und dadurch leichter oder schwerer erregbar sein. Auch die Anwesenheit von Neuroleptika-Molekülen stellt eine solche Anforderung dar, auf die die Nervenzelle mit vermehrter Rezeptorbildung reagieren kann. Dieser Effekt, der »Upregulation« genannt wird, wird dafür verantwortlich gemacht, dass manche Menschen nach längerer Neuroleptika-Therapie empfindlicher für psychotische Dekompensationen werden (Supersensitivitätspsychosen).

Erwünschte Wirkungen

Neuroleptika haben zwei Wirkungen auf das seelische Erleben, die medizinisch genutzt werden können.

Zum einen wirken sie reizabschirmend: Alle Wahrnehmungen erscheinen abgeschwächt und auf Abstand gerückt. Das betrifft sowohl das Hören, Sehen, Riechen, Schmecken und Fühlen als auch die Wahrnehmung der eigenen Gedanken und Gefühle. Es ist, als ob Sie unter einer Glasglocke sitzen – alles wird weniger intensiv und weniger unmittelbar empfunden.

Wenn Psychiater davon sprechen, Neuroleptika wirkten »antipsychotisch«, meinen sie diese reizabschirmende Wirkung. Wir stellen uns eine akute Psychose als einen Zustand von Reizüberlastung und gestörter Verarbeitung der Reizwahrnehmung vor. In einer solchen Situation ist die medikamentös bewirkte Abschirmung für viele Menschen eine Hilfestellung, weil die Reizwahrnehmung um ein beträchtliches Maß vermindert wird. Sie werden durch das Neuroleptikum in die Lage versetzt, ihre Wahrnehmungen wieder ordnen zu können. Außerhalb akuter Psychosen kann die Abschirmung allerdings unzweckmäßig sein, Sie könnten sie bei geistiger Tätigkeit als hinderlich erleben.

Neuroleptika können aber keineswegs gezielt Wahnideen von realen Wahrnehmungen unterscheiden und die einen unterdrücken, die anderen dagegen belassen. Dies können Sie nur selbst! Unter der »neuroleptischen Glasglocke« haben Sie allerdings bessere Chancen zu prüfen, ob Ihre Wahrnehmungen und Ideen real sind oder nicht.

Es kann auch nicht die Rede davon sein, dass Psychosen durch Neuroleptika »geheilt« werden könnten. Zwar können die Symptome akuter psychotischer Krisen unterdrückt oder abgeschwächt werden, aber die Neigung, in Belastungssituationen psychotisch zu reagieren, ist dadurch nicht beseitigt. Allenfalls kann eine Langzeitverordnung von Neuroleptika helfen, diese Neigung in Schach zu halten (siehe unten).

Die neuroleptische Wirkung wird in der Regel nicht als angenehm empfunden, denn sie beeinträchtigt die gesamte Wahrnehmungsfähigkeit. Wenn Sie während Ihrer Psychosen unter dem Übermaß an auf Sie einstürmenden Reizen leiden, könnten Sie die medikamentös bewirkte Reizabschirmung allerdings als nützlich empfinden. Vielleicht leiden Sie aber auch so stark unter dieser »Glasglocke«, dass Sie immer wieder versuchen, ohne Neuroleptika auszukommen – selbst wenn Sie dabei riskieren, wieder in eine akute Psychose zu geraten. Wir gehen im vorletzten Abschnitt dieses Kapitels darauf ein, wie man am erfolgreichsten versuchen kann, Neuroleptika abzusetzen.

Dass die Wirkung der Neuroleptika nicht als besonders angenehm erlebt wird, hat aber immerhin einen Vorteil: Sie machen nicht süchtig. Man kann nach der neuroleptischen Wirkung kein süchtiges Verlangen entwickeln wie etwa nach Beruhigungs- und Schlafmitteln oder Alkohol.

Die einzelnen Neuroleptika unterscheiden sich erheblich darin, wie stark ihre Reizabschirmung ist. Substanzen, die in der gebräuchlichen Dosierung eine starke Reizabschirmung bewirken, nennen wir hochpotente Neuroleptika. Andere Substanzen, die diese Reizabschirmung nur in geringem Maße hervorrufen, heißen schwachpotent oder niederpotent. Schließlich gibt es noch eine Gruppe von mittelstark antipsychotisch wirkenden Substanzen, die wir als mittelpotente Neuroleptika bezeichnen. Auf die früher gebräuchliche Angabe der neuroleptischen* Potenzen in Verhältniszahlen verzichten wir hier, da sie für die praktische Handhabung keine Rolle spielen.

Neuroleptika werden auch zur Behandlung akuter Manien* eingesetzt. Zu den neuerdings empfohlenen erweiterten Einsatzmöglichkeiten bei bipolaren* Störungen nehmen wir am Schluss des Kapitels »Phasenprophylaktika« Stellung.

Neben der antipsychotischen Wirkung haben viele Neuroleptika noch eine zweite medizinisch nutzbare Wirkung: Sie sedieren*. Das heißt, nach der Einnahme des Medikaments wird man in allen Reaktionen ruhiger und langsamer, man wird müde und kann bei höherer Dosierung besser schlafen.

Auch diese Wirkung ist in der Behandlung akuter Psychosen oft hilfreich, denn zu Schlafstörungen kommt es dabei eigentlich immer. Allerdings beeinträchtigen Neuroleptika wegen der verlangsamten Reaktionen die Verkehrstüchtigkeit, bei starker Sedierung dürfen Sie deswegen nicht Auto fahren, auf Gerüsten und Leitern arbeiten oder gefährliche Maschinen bedienen.

Typische Neuroleptika

Trizyklische Neuroleptika	Butyrophenone u. ä.		
	Benperidol (Glianimon®)		↑ Reizabschirmung (antipsychotische Potenz) / ↓ Sedierung (Dämpfung)
Fluphenazin (Dapotum® = Lyogen®)	Haloperidol (Haldol®)	hochpotent	
Flupentixol (Fluanxol®)	Bromperidol (Impromen®)		
Perphenazin (Decentan®)	*Fluspirilen* (Imap®)		
Zuclopenthixol (Ciatyl-Z®)	Pimozid (Orap®)	mittelpotent	
Perazin (Taxilan®)			
Levomepromazin (Neurocil®)	Melperon (Eunerpan®)		
Thioridazin (Melleril®)	Pipamperon (Dipiperon®)	niederpotent (schwachpotent)	
Chlorprothixen (Truxal®)			
Prothipendyl (Dominal®)			
Chlorpromazin (Propaphenin®)			
Promethazin (Atosil®)			

Die kursiv gesetzten Wirkstoffe sind auch als Depotpräparate erhältlich, Fluspirilen ist ausschließlich zur Depotinjektion erhältlich.

Aus der Übersicht können Sie ersehen, dass die Stärke der reizabschirmenden und der dämpfenden Wirkung (Pfeile) entgegengesetzt verläuft: Schwachpotente Neuroleptika sedieren in der Regel stärker als mittel- und hochpotente Neuroleptika; die Letzteren haben normalerweise keine dämpfenden Wirkungen mehr. Die Einteilung nach neuroleptischer* Potenz trifft aber nur für die typischen Neuroleptika zu, und zwar sowohl für die trizyklischen* Neuroleptika als auch für die Haloperidol-Gruppe (Butyrophenone u. ä.). Für atypische Neuroleptika, auf deren Besonderheiten wir später eingehen (Seite 143), spielt die Einteilung in diese drei Gruppen dagegen keine Rolle. Die meisten von ihnen sind in etwa mittelpotent.

Die beiden psychischen Wirkungen der Neuroleptika – antipsychotische Reizabschirmung und Dämpfung – können in der Praxis getrennt eingesetzt werden. Man verordnet beispielsweise ein mittel- bis hochpotentes Neuroleptikum zur Beeinflussung der akut-psychotischen Symptome und daneben ein dämpfendes Neuroleptikum (tagsüber in geringer, abends in höherer Dosierung) zur Beruhigung und Schlafförderung.

Hochpotente Neuroleptika sind nicht in allen Fällen unbedingt erforderlich. Vielfach würden selbst zur Behandlung akuter Krisen mittelpotente (typische oder atypische) Neuroleptika ausreichen. Das gilt erst recht für die Langzeitverordnung zur Vorbeugung gegen erneute psychotische Krisen. Einzelheiten hierzu besprechen wir in einem späteren Abschnitt.

Außerhalb der Psychiatrie werden Neuroleptika ebenfalls eingesetzt, weil einige weitere Wirkungen medizinisch genutzt werden können:

Neuroleptika wirken antiallergisch, sie unterdrücken die Histaminreaktionen des Körpers. Etliche Substanzen, die bei Allergien praktisch eingesetzt werden, sind mit den niederpotenten trizyklischen Neuroleptika verwandt und wirken darum ebenso wie diese bei Einnahme sedierend.

Als Teil der allgemeinen Reizabschirmung unterdrücken Neuroleptika auch Schmerzreize. Sie werden darum bei Narkosen und zur Schmerztherapie in Kombination mit anderen Medikamenten verwendet.

Schließlich verlangsamen Neuroleptika die Bewegungen des Magen-Darm-Traktes, sie können Erbrechen und Durchfall unterdrücken. Die gebräuchlichen Mittel gegen Reisekrankheit und Seekrankheit sind trizyklisch und machen ebenso wie niederpotente Neuroleptika müde.

Unerwünschte Wirkungen der Neuroleptika

Im Alltag sprechen wir meist vereinfacht von »Wirkungen« und »Nebenwirkungen« von Medikamenten und meinen damit einerseits die erwünschten, andererseits die unerwünschten Wirkungen. Ob aber eine bestimmte Wirkung erwünscht oder unerwünscht ist, richtet sich nach der jeweiligen Situation.

Beispielsweise kann die Schmerz dämpfende Wirkung erwünscht sein; wenn Sie aber daran denken, dass wir den Schmerzreiz als wichtiges Warnsignal nutzen, kann es auch nachteilig sein, Schmerzen nicht mehr oder nur abgeschwächt zu empfinden. Besonders deutlich wird dieser Nachteil etwa beim Sonnenbad: Neuroleptika erhöhen die Lichtempfindlichkeit der Haut, deswegen bekommt man leichter als sonst einen Sonnenbrand. Spüren wird man diesen jedoch erst später – zu spät – weil man das typische schmerzhafte Spannen und Brennen der Haut aufgrund der verminderten Schmerzempfindlichkeit nicht wahrnimmt.

Eine Übersicht der unerwünschten Wirkungen von Neuroleptika geben wir in der Tabelle auf der nächsten Seite und in den nachfolgenden Abschnitten.

Vor allem zwei Gruppen unerwünschter Wirkungen haben die Psychiatrie seit Einführung der Neuroleptika beschäftigt: die Bewegungsstörungen (extrapyramidalmotorische Symptome) und die Verstärkung der sogenannten »Minussymptome*«.

Beide Nebenwirkungen beeinträchtigen den Nutzen der Neuroleptika oft sehr stark und können dazu führen, dass Betroffene die Medikamente ablehnen. Die Pharmaforschung hat sich deshalb in den letzten Jahrzehnten auf die Beseitigung dieser Nebenwirkungen konzentriert. Diese Anstrengungen haben zur Entwicklung der sogenannten atypischen Neuroleptika geführt, auf die wir weiter unten näher eingehen. Zunächst sollen jedoch die unerwünschten Wirkungen besprochen werden.

Unerwünschte Wirkungen von Neuroleptika

- Bewegungsstörungen (sogenannte extrapyramidalmotorische Symptome – EPS*)
  - Frühdyskinesie
  - Parkinson-Syndrom
  - Akathisie
  - Spätdyskinesie (tardive Dyskinesie)
- Psychische Wirkungen
  - Verstärkung depressiver Verstimmungen
  - Verstärkung von »Minussymptomen«*
- Blutbildveränderungen durch Schädigung des Knochenmarks (vor allem Mangel an weißen Blutkörperchen = Leukozyten)
- Stoffwechselstörungen (»metabolisches Syndrom«)
  - Gewichtszunahme, vor allem im Bauch- und Hüftbereich
  - Verminderte Glukosetoleranz (stärker schwankender Blutzuckerspiegel), Auslösung eines Diabetes mellitus*
  - Erhöhte Blutfettwerte, erhöhtes Risiko von Arteriosklerose und Bluthochdruck
- Verlust von Hirnsubstanz

- Malignes neuroleptisches Syndrom, abzugrenzen von leichter Erhöhung der Körpertemperatur (maximal ca. 1° C)
- Herzrhythmusstörungen durch verlängerte Erregungsüberleitung am Herzen
- Delir*
- Hautveränderungen
  - Allergische Hautreaktionen aller Schweregrade
  - Erhöhte Lichtempfindlichkeit der Haut (Sonnenbrandgefahr)
  - Pigmentablagerungen (»Leberflecke«)
- Sehstörungen
  - Erhöhte Lichtempfindlichkeit der Netzhaut (Blendung durch helles Licht)
  - Akkomodationsstörung (erschwertes Scharfsehen)
  - Pigmentablagerungen in der Netzhaut (Gesichtsfeldausfälle, sehr selten)
  - Glaukom (»grüner Star« = erhöhter Augeninnendruck)
- Erhöhte Leberwerte, meist ohne weitere Symptome; evtl. Stau der Gallenflüssigkeit in der Leber
- Senkung der Schwelle für epileptische Krampfanfälle
- Dämpfung des sexuellen Empfindens
- Funktionsstörungen der Geschlechtsorgane
  - Menstruationsstörungen
  - Milchsekretion der Brust (bei Frauen und bei Männern möglich)
- Vegetative Störungen
  - Mundtrockenheit oder vermehrter Speichelfluss
  - Vermindertes oder vermehrtes Schwitzen
  - Niedriger Blutdruck und Kreislaufregulationsstörung
  - Beschleunigter Puls
  - Verstopfung
  - Störung der Blasenentleerung
- Durststeigerung

Extrapyramidalmotorische Störungen ▶ Neuroleptika können unwillkürliche Bewegungsstörungen verursachen. Mediziner nennen diese Bewegungsstörungen »extrapyramidalmotorische Symptome«, abgekürzt EPS. Dazu folgende kurze Erläuterung: Wir führen willkürliche (absichtliche) Bewegungen aus, indem bestimmte Bezirke der Großhirnrinde Befehle an die Muskulatur aussenden. Diese Befehle werden über Nervenfasern an jeden einzelnen Muskel übermittelt. Dabei werden die Muskeln der linken Körperhälfte von der rechten Gehirnseite aus gesteuert und umgekehrt. Die Nervenfasern müssen sich daher auf dem Weg von den »Befehlsgebern« im Gehirn zu ihren Muskeln an einer Stelle kreuzen. Die Anatomen haben diese Stelle des Gehirns nach ihrer äußeren Form die »Pyramide« genannt. Die Gesamtheit der Nervenfasern, die sich hier kreuzen, heißt daher die »Pyramidenbahn«, und dementsprechend nennen die Mediziner die willkürlich ausgelösten Bewegungen »pyramidale Motorik*«. Extrapyramidalmotorisch heißen somit Bewegungen, die nicht willkürlich ausgelöst werden.

Zu diesen unwillkürlichen Bewegungsabläufen gehören auch die nachfolgend erläuterten Bewegungsstörungen, die durch Neuroleptika ausgelöst werden können. Sie können allerdings auch aus anderen Gründen auftreten, beispielsweise durch Hirnerkrankungen oder Vergiftungen.

Extrapyramidalmotorische Störungen haben einige gemeinsame Eigenschaften: Sie treten bei der Einnahme typischer hochpotenter Neuroleptika sehr häufig auf, durch mittel- oder besonders durch schwachpotente Neuroleptika werden sie deutlich seltener ausgelöst.

Alle Arten dieser Bewegungsstörungen sind außerdem abhängig vom Grad der psychischen Aktivität – das heißt, sie sind bei Aufregung stärker als im Ruhezustand und können im Schlaf gänzlich verschwinden. Deswegen können sie durch dämpfende Psychopharmaka abgeschwächt werden, die dann allerdings eventuell zu unerwünschter Müdigkeit führen können.

Vier Arten extrapyramidalmotorischer Bewegungsstörungen durch Neuroleptika werden unterschieden: Frühdyskinesie, Parkinson-Syndrom, Akathisie sowie Spätdyskinesie (tardive Dyskinesie).

Frühdyskinesie ▶ Die Frühdyskinesie besteht in einer Verkrampfung einzelner Muskeln im Gesichts- oder Halsbereich. Besonders häufig treten Blickkrämpfe auf, bei denen sich die Augen unwillkürlich in eine bestimmte Richtung drehen (meist nach oben). Aber auch Halsmuskeln, Zungenmuskeln oder die Schluckmuskulatur können betroffen sein.

Diese Nebenwirkung tritt besonders in der ersten Woche der Behandlung oder nach Änderung der Dosis auf, wenn sich die Konzentration des Medikaments im Blut (der Serumspiegel) ändert. In der Regel verschwinden Frühdyskinesien nach kurzer Zeit. Sie werden meist mit Einmalgaben oder kurzzeitigen Verordnungen von Biperiden (Akineton®) oder anderen Anticholinergika* behandelt.

Parkinson-Syndrom ▶ Das Parkinson-Syndrom ähnelt in seiner Symptomatik der Parkinson-Krankheit: Alle Skelettmuskeln sind steif, die Beweglichkeit ist eingeschränkt, häufig kommt ein Zittern hinzu, das vor allem die Hände betrifft. Die Betroffenen leiden außerdem unter starkem Schwitzen und vermehrtem Speichelfluss, wobei der Speichel wegen der steifen Schluckmuskeln oft nach außen abfließt. Diese Symptomatik tritt einige Zeit nach einer Neuverordnung oder einer geänderten Verordnung eines Neuroleptikums auf, und zwar meist nach etwa fünf bis zehn Tagen, wenn das Medikament eine gleichmäßige Konzentration im Körper erreicht hat. Sie kann auch noch später auftreten und bleibt über lange Zeit bestehen, häufig für die gesamte Dauer der Verordnung. Die Behandlung erfolgt ebenfalls mit einem Medikament aus der Gruppe der anticholinergen* »Anti-Parkinson-Medikamente«, wobei wiederum Biperiden (Akineton®) das bekannteste und gebräuchlichste Präparat ist. Im Gegensatz zur Behandlung der Frühdyskinesie ist hier aber eine gleichmäßige und lang dauernde Wirkung erwünscht, also eine regelmäßige Einnahme von in der Regel 2 bis 8 mg Biperiden pro Tag.

Akathisie ▶ Ebenso wie das Parkinson-Syndrom tritt auch die Akathisie nach Erreichen des gleichmäßigen Serumspiegels auf, also ungefähr ab der zweiten Behandlungswoche. Sie bleibt bei unveränderter Verordnung lange bestehen. Es handelt sich um eine quälende Unruhe, die vor allem die Beinmuskeln betrifft. Die Betroffenen bewegen die Beine, weil sie das Stillhalten als äußerst unangenehm empfinden. Hier helfen Anti-Parkinson-Mittel nicht, besser geeignet sind die sogenannten Betablocker (z.B. Dociton®).

Spätdyskinesie ▶ Die bisher genannten motorischen Störungen unter Neuroleptika verschwinden spätestens bei der Beendigung der neuroleptischen Behandlung. Dies gilt nicht unbedingt für die vierte Gruppe der extrapyramidalmotorischen Störungen, die Spätdyskinesien. Die davon Betroffenen leiden an unwillkürlichen Bewegungsabläufen, beispielsweise rhythmischen Bewegungen der Gesichtsmuskeln, die ähnlich wie Tics aussehen können, oder langsam drehenden Bewegungen der Hände, der Arme oder des Rumpfes. Nur selten sind Spätdyskinesien gefährlich, wenn beispielsweise die Schluckmuskulatur betroffen ist und die Betroffenen sich dadurch verschlucken können. Ebenso wie die vorher beschriebenen motorischen Störungen sind Spätdyskinesien aber auffällig und stigmatisierend. Da sie häufig sogar nach Ende der Neuroleptikaeinnahme, unter Umständen lebenslänglich bestehen bleiben, können sie für die Betroffenen eine große Belastung sein. Sie sind schwer zu behandeln, da alle infrage kommenden Medikamente nur einer Minderheit der Betroffenen helfen.

Alle beschriebenen Bewegungsstörungen können nicht nur mit den jeweils genannten zusätzlichen Medikamenten behandelt werden, sondern es gibt natürlich auch die Möglichkeit, sie durch eine Reduzierung der Dosis des Neuroleptikums zu vermindern oder zu beseitigen, wenn das psychische Befinden es zulässt. Außerdem kann das Medikament gegen ein anderes Neuroleptikum ausgetauscht werden, das sich chemisch vom vorigen unterscheidet.

Hier kommen besonders die neueren atypischen Neuroleptika in Betracht, auf die wir gleich noch näher eingehen. Zuvor wollen wir aber eine weitere unerwünschte Wirkung vieler Neuroleptika besprechen, nämlich die

Verstärkung der Minussymptome

Während Neuroleptika bei den sogenannten produktiven Symptomen (Wahnideen, Halluzinationen, Antriebssteigerung usw.) oft eine nützliche Wirkung entfalten, wirken sie auf andere Psychosesymptome eher ungünstig: Unter der Wirkung der medikamentösen Reizabschirmung und Dämpfung werden die Betroffenen häufig antriebsarm, nehmen weniger an ihrer Umgebung teil, ziehen sich von sozialen Kontakten zurück und wirken nach außen emotional abgestumpft. Ohnehin reagieren viele Betroffene auf psychotisches Erleben und besonders auf gehäufte akute Krisen gerade mit diesem Verhalten, das heißt, sie ziehen sich aus ihrer Umgebung zurück, um das Risiko erneuter akuter Psychosen zu mindern. Die Verordnung von Neuroleptika kann solche Rückzugstendenzen verstärken.

Mediziner nennen ein solches Verhalten »Minussymptomatik«. Psychiater, die die Ära vor der Einführung der Neuroleptika mit der jetzigen Situation vergleichen können, sprechen von einem »Syndromwandel« durch die Medikamente: Während man Menschen mit akuten Verrücktheitszuständen jetzt besser helfen könne, habe die Minussymptomatik im Vergleich zu früheren Zeiten zugenommen (siehe unten die Abschnitte »Verordnung von Neuroleptika bei akuten Psychosen« und »Langzeitverordnung von Neuroleptika«).

Exkurs: Atypische Neuroleptika

Atypische* Neuroleptika

Generischer* Name	Markennamen
Clozapin	Leponex®, Elcrit®
Zotepin	Nipolept®
Risperidon	Risperdal®, Risperdal Consta®
Paliperidon	Invega®, Xeplion®
Olanzapin	Zyprexa®, Zypadhera®
Quetiapin	Seroquel®
Sertindol	Serdolect®
Sulpirid	Dogmatil®
Amisulprid	Solian®
Ziprasidon	Zeldox®
Aripiprazol	Abilify®

Risperidon, Paliperidon und Ola zapin sind auch als Depotpräparate erhältlich. Während der Überarbeitung dieser Auflage wurden weitere atypische Depot-Neuroleptika angekündigt.

Neuroleptika, die in Bezug auf motorische Störungen und (teilweise) auch Minussymptome günstiger sind als die herkömmlichen Präparate, werden als »atypisch« bezeichnet. In der Tabelle »Atypische Neuroleptika« sind alle Substanzen aufgeführt, die diese Eigenschaften für sich beanspruchen. Allerdings halten sie nicht immer, was die Bezeichnung »atypisch« verspricht. So gibt es unter den meisten dieser Medikamente durchaus noch Bewegungsstörungen, sie verursachen diese nur seltener als typische hochpotente Neuroleptika wie Haloperidol.

Atypische Neuroleptika sind im Vergleich zu den typischen Substanzen etwa mittelpotent. Meist wird die Reizabschirmung (»Glasglocke«) als weniger einschränkend erlebt. Einige Substanzen haben deutlich sedierende* Wirkungen, die bei den einzelnen Präparaten am Ende dieses Kapitels jeweils erwähnt werden.

Das atypische Neuroleptikum im engeren Sinne ist – trotz der zahlreichen Neuentwicklungen in den letzten Jahren – immer noch Clozapin (Leponex®, Elcrit® u.a.). Dieses bereits in den 1970er-Jahren eingeführte Medikament verursacht so gut wie nie extrapyramidalmotorische Störungen und wirkt auf die Minussymptomatik häufig positiv.

Ein gravierender Nachteil ist allerdings, dass Clozapin häufiger als die meisten anderen Neuroleptika zu Störungen der Knochenmarksfunktion führt. Im Knochenmark werden Blutzellen hergestellt und die Unterdrückung dieser Funktion kann zu einem Mangel besonders an weißen Blutkörperchen (Leukozyten) führen. Da die Leukozyten für die Abwehr von Infektionen verantwortlich sind, kann ihr Fehlen ein großes Krankheitsrisiko bis hin zu lebensgefährlichen Entzündungen bedeuten. Der Rückgang an Leukozyten geschieht aber allmählich, weil der Körper über Reserven verfügt, die erst nach und nach aufgebraucht werden. Bei regelmäßiger Kontrolle des Blutbildes* kann man das Medikament rechtzeitig absetzen, bevor es zu gefährlichen, möglicherweise lebensbedrohlichen Infektionen kommt.

Für die Clozapin-Präparate Leponex® und Elcrit® gelten darum strenge Vorschriften, deren Einhaltung Ärzte gegenüber den Herstellerfirmen zusichern müssen. Dazu gehören während der ersten 18 Wochen wöchentliche, danach monatliche Kontrollen des Blutbildes. Für neuere Clozapin-Präparate ist zwar kein solches formelles Verfahren mehr vorgeschrieben, trotzdem empfiehlt sich hier die gleiche Kontrollroutine.

Auch eine Reihe anderer Neuroleptika kann die Bildung weißer Blutkörperchen beeinträchtigen, deshalb sollte während einer Behandlung mit Neuroleptika zumindest alle drei bis sechs Monate ebenfalls das Blutbild überprüft werden.

Die übrigen atypischen Neuroleptika sind seit Beginn der 1990er-Jahre nach und nach auf den Markt. In ihren »atypischen« Eigenschaften – geringe motorische Nebenwirkungen, positive Beeinflussung von Minussymptomen – scheinen alle diese Präparate den typischen Neuroleptika überlegen, Clozapin dagegen jeweils in der einen oder anderen Hinsicht unterlegen zu sein. Man bezeichnet sie darum als »atypische Neuroleptika im weiteren Sinne«.

Den Vorteilen der atypischen Neuroleptika hinsichtlich Bewegungsstörungen und Minussymptomen stehen allerdings andere Nebenwirkungen gegenüber. Relativ häufig kommt es beispielsweise zu erheblicher Gewichtszunahme, besonders bei Clozapin und Olanzapin. Außerdem ist bei etlichen Substanzen das Risiko von Störungen des Zucker- und Fettstoffwechsels erhöht, es kann zur Auslösung eines Diabetes mellitus* (»Zuckerkrankheit«) kommen. Nähere Informationen hierzu finden Sie im folgenden Abschnitt.

Nach den bisher vorliegenden wissenschaftlichen Studien und unseren praktischen Erfahrungen geben atypische Neuroleptika in der Langzeitverordnung in der Regel keinen besseren Rückfallschutz als typische Neuroleptika (vgl. die Übersicht von LEUCHT u. a., 2012). Bei akuten Krisen muss man sie dagegen gelegentlich durch typische Neuroleptika ergänzen oder ersetzen.

Ob die atypischen Neuroleptika insgesamt zu einer gegenüber den typischen Substanzen verbesserten Lebensqualität beitragen, ist umstritten; einer Vielzahl gesponserter, befürwortender Studien stehen einige große, unabhängig finanzierte Studien gegenüber, in denen die behauptete Überlegenheit der neuen Substanzen nicht nachgewiesen werden konnte.

Die Kosten der Behandlung mit atypischen Neuroleptika sind wesentlich höher als mit den älteren, typischen Neuroleptika, bei vergleichbaren Tagesdosierungen bis zu zwanzigmal. Niedergelassene Ärzte, deren Budget gedeckelt ist, riskieren darum bei häufiger Verordnung der teuren Präparate, im Nachhinein in Regress genommen zu werden; einige von ihnen schrecken daher vor der Verordnung atypischer Neuroleptika zurück. Unser Rat: Sprechen Sie darüber mit Ihrer behandelnden Ärztin oder Ihrem behandelnden Arzt. Erst wenn eine Verständigung scheitert, sollten Sie einen Arztwechsel erwägen, wobei Sie mit den Institutsambulanzen psychiatrischer Krankenhäuser am wenigsten Probleme bekommen werden, weil deren Budgets nicht gedeckelt sind.

Wenn Sie bereits seit längerer Zeit ein typisches Neuroleptikum einnehmen und es gut vertragen, gibt es aber keinen Grund, auf ein »modernes« Medikament zu wechseln. Das sollten Sie nur dann tun, wenn die Wirkung Ihres bisherigen Präparates seelisch oder körperlich unangenehm für Sie ist. Dann ist ein Wechsel allemal besser als das einfache Weglassen der Medikation.

Gewichtszunahme und weitere Stoffwechselstörungen

Bei der Behandlung mit Neuroleptika müssen Sie zum Teil mit einer deutlichen Gewichtszunahme rechnen. Die Frage der Risiken und Konsequenzen, die sich aus einer größeren Gewichtszunahme für Sie ergeben, sowie die Fragen nach möglichen Gegenmaßnahmen lassen sich aber ähnlich auch auf andere Psychopharmaka übertragen, unter deren Behandlung Sie deutlich zugenommen haben.

Nicht jedes Medikament macht dick ▶ Das Risiko der Gewichtszunahme ist sehr unterschiedlich. So ist unter Clozapin und Olanzapin mit häufigeren und stärkeren Gewichtszunahmen zu rechnen als unter anderen Neuroleptika (bis zu 40 Prozent). Dagegen steigt bei den Atypika* Amisulprid, Ziprasidon und Aripiprazol das Gewicht der in Studien beobachteten Patienten im Schnitt nur gering an.

Man kann also sagen, dass unter Behandlung mit einigen atypischen Neuroleptika die Wahrscheinlichkeit einer deutlichen Gewichtszunahme hoch ist, dass es aber auch Atypika gibt, bei denen dies nicht wahrscheinlich ist.

Für typische Neuroleptika gilt, dass hochpotente Medikamente zu geringerer Gewichtszunahme führen als stärker dämpfende niederpotente Substanzen.

Ursachen der Gewichtszunahme ▶ Die Gründe für die Gewichtszunahme liegen in ganz unterschiedlichen Bereichen:

Neuroleptika wirken antipsychotisch durch die Blockade chemischer Verbindungsstellen im Gehirn, sogenannter Dopamin-Rezeptoren (siehe oben). Diese Wirkung könnte zum Ausbleiben des Zufriedenheitsgefühls beim Sattwerden führen. Die Blockade bestimmter anderer Rezeptoren wird für die Gewichtszunahme mitverantwortlich gemacht. Da die Medikamente jeweils verschiedene Rezeptoren blockieren, unterscheiden sich die Neuroleptika in dieser unerwünschten Wirkung zum Teil erheblich voneinander. So geht man davon aus, dass die Blockade eines bestimmten Serotoninrezeptors (5-HT2c) zu Gewichtszunahme führt, da sie den Appetit steigert. Eine stärkere Blockade der Histamin-H1-Rezeptoren führt zu Mundtrockenheit mit verstärktem Durst und über den Genuss kalorienreicher Getränke zu Gewichtszunahme. In diesem Fall können Sie schon mit der Wahl anderer Getränke viel erreichen.

Als weitere Ursache für die Gewichtszunahme gilt der antipsychotische Effekt der Neuroleptika selbst, da er zur Stressreduktion führt und in der Folge den Grundumsatz* reduziert. Außerdem führen veränderte Lebensbedingungen beispielsweise im Rahmen eines stationären Aufenthaltes bei vielen zur Gewichtszunahme: regelmäßige Mahlzeiten, weniger Bewegung, längere Schlaf- und Ruhezeiten.

Man kann also zusammenfassend sagen, dass Neuroleptika neben den erwünschten Wirkungen auf den Hirnstoffwechsel diesen auch so verändern, dass die Regulierung von Appetit, Nahrungsaufnahme und Nahrungsverwertung anders funktioniert als ohne diese Medikamente.

Die Gewichtszunahme ist fast immer zu Beginn der Behandlung am größten (ca. neun Monate). Patienten, die vor der Behandlung deutliches Untergewicht hatten, nehmen prozentual am meisten zu. Unter Langzeittherapie haben über 50 Prozent der Patienten deutliches Übergewicht (Body-Mass-Index über 30 kg/m²). Ob die Gewichtszunahme dosisabhängig ist, ist noch umstritten.

Weitere Stoffwechselstörungen ▶ Hier ist insbesondere das sogenannte »metabolische Syndrom« zu nennen. Neben der Gewichtszunahme gehören noch weitere Veränderungen dazu, die unter anderem durch Neuroleptika ausgelöst werden können. So kann die Fähigkeit des Körpers beeinträchtigt sein, die Konzentration des Blutzuckers relativ konstant zu halten (»Glukosetoleranz«). Das kann dazu führen, dass eine Diabetes*-Erkrankung ausgelöst wird. Wenn Sie ohnehin bereits an Diabetes leiden, muss bei der erstmaligen oder geänderten Verordnung eines Neuroleptikums die Diabetes-Einstellung überprüft und gegebenenfalls angepasst werden.

Ihr Fettstoffwechsel kann ebenfalls durch Einnahme von Neuroleptika gestört werden, was zu einer Erhöhung von Triglyceriden und Verschiebung beim Cholesterin zugunsten des ungesunden LDL-Cholesterins führt. Wenn Sie dann auch noch einen erhöhten Blutdruck haben, sind die Kriterien für ein metabolisches Syndrom schnell erfüllt (siehe Tabelle).

Wenn mindestens drei der folgenden fünf Kriterien erfüllt sind, spricht man von einem metabolischen Syndrom.

- Übergewicht, insbesondere in der Körpermitte / Stammfettsucht
- Insulinresistenz
- Fettstoffwechselstörung:
  - erhöhte Triglyzeride
  - Vermindertes HDL-Cholesterin
  - Erhöhtes LDL-Cholesterin
- Verminderte Glukosetoleranz oder Diabetes mellitus*
- Bluthochdruck

Folgen und Risiken ▶ Vor allem die zuletzt genannten Nebenwirkungen Gewichtszunahme, Diabetes und Störungen des Fettstoffwechsels sind dafür verantwortlich, dass Neuroleptika zu Verengungen der Blutgefäße (Arteriosklerose) und damit letztlich zu erhöhter Sterblichkeit durch Herzinfarkte und Schlaganfälle führen können. Das Krebsrisiko (u. a. Brust-, Prostata- und Dickdarmkrebs) ist erhöht. Diese Problematik ist leider vielen Ärzten nicht ausreichend vertraut. Um Ihr gesundheitliches Risiko auf das unvermeidliche Mindestmaß zu beschränken, sollten Sie daher Ihren Arzt von sich aus auf alle Möglichkeiten ansprechen, die Ihnen helfen könnten, mit möglichst wenig neuroleptischer Medikation auszukommen. Dies gilt besonders für die vorbeugende Langzeiteinnahme und für die parallele Einnahme mehrerer Neuroleptika – in beiden Fällen sind die gesundheitlichen Risiken deutlich erhöht.

Erhebliches Übergewicht kann außerdem Ihr Selbstwertgefühl erheblich beeinträchtigen und erheblichen Stress verursachen. Dies wiederum könnte Sie dazu verleiten, Ihre Medikamente unabgesprochen abzusetzen, und damit Ihr Wiedererkrankungsrisiko erhöhen.

Gewichtszunahme ist also nicht nur ein ästhetisches Problem oder eine Frage der Selbstdisziplin, sondern eine ernst zu nehmende Nebenwirkung.

Gegenmaßnahmen ▶ In jedem Falle sollte Ihre Ärztin oder Ihr Arzt Sie hinreichend über das Risiko einer Gewichtszunahme aufklären vor dem Hintergrund Ihrer aktuellen Situation sowie Ihrer bereits gemachten Erfahrungen mit Medikamenten. Daraus ergibt sich dann, welches Medikament am günstigsten erscheint und welche gegenregulierenden Verhaltensweisen möglich sind.

Eine Kontrolle des Körpergewichtes empfiehlt sich wöchentlich. Es ist wichtig, dass Sie die zu Beginn auftretende Appetitsteigerung im Auge behalten, Ihr individuelles Essverhalten besprechen und gegebenenfalls ändern. Diese Verhaltensänderung fällt vielen Menschen nicht leicht. Wenn es Ihnen auch so geht, fragen Sie Ihren Arzt nach einer Ernährungsberatung.

Wenn sich dadurch die Gewichtszunahme nicht ausreichend kontrollieren lässt, raten wir Ihnen zu einer gründlichen Überprüfung, ob eine Umstellung auf ein anderes Medikament, das ein geringeres Risiko der Gewichtszunahme mit sich bringt, bei Ihnen erforderlich ist.

Die Umstellung wie auch die Reduzierung der Medikamentendosis sollte unbedingt in Zusammenarbeit mit Ihrem behandelnden Arzt oder Ihrer behandelnden Ärztin erfolgen, weil das Risiko einer erneuten Psychose*, einer Verstärkung der Symptome oder der Nebenwirkungen sonst zu hoch ist.

Wenn bei Ihnen Inaktivität und ein Mangel an Bewegung eine Rolle spielen, sollte – wie bei anderen Menschen mit Gewichtsproblemen auch – ein Programm zur Aktivierung erarbeitet werden, bei dem Sie Sport, regelmäßiges Spazierengehen und Treppensteigen in Ihren Alltag integrieren. Wichtig ist, frühzeitig damit zu beginnen, denn es ist sehr viel schwerer, mehrere Kilo Übergewicht abzubauen, als von Beginn an zu verhindern, dass sie sich ansammeln.

Dennoch kann es passieren, dass trotz Sport und anderen Essverhaltens das Körpergewicht erhöht bleibt. Dann müssen Sie gemeinsam mit dem behandelnden Arzt oder der behandelnden Ärztin die erwünschten Wirkungen der Behandlung (Schutz vor einer erneuten Erkrankung) und die unerwünschten Wirkungen (deutliches Übergewicht) im Sinne einer Risiko-Nutzen-Analyse abwägen. Wenn Sie sich für eine Beibehaltung der Medikamente entscheiden, sind regelmäßige internistische Kontrolluntersuchungen wegen des erhöhten medizinischen Risikos unumgänglich. Außerdem sollten Sie mit Ihrem Hausarzt oder Internisten über die Möglichkeit einer Begleitmedikation sprechen, die die Risiken eines metabolischen Syndroms reduzieren könnte.

Weitere unerwünschte Wirkungen der Neuroleptika

Nach der Darstellung der wichtigsten Nebenwirkungen möchten wir nun auf die übrigen unerwünschten Wirkungen eingehen (siehe auch Tabelle S. 137/138). Wir möchten Sie dabei einerseits relativ vollständig über diese teils lästigen, teils gefährlichen Nebenwirkungen aufklären, andererseits bitten wir Sie aber darum, im Auge zu behalten, dass die meisten genannten Symptome selten auftreten, die besonders gefährlichen sogar extrem selten – wenn das nicht so wäre, gäbe es diese Medikamente nicht auf dem Markt.

Verlust von Hirnsubstanz ▶ Möglicherweise haben Sie von Untersuchungen gehört oder gelesen, dass die Langzeiteinnahme von Neuroleptika im Zusammenhang mit psychotischen (schizophrenen) Erkrankungen mit einem allmählichen Verlust von Hirngewebe verbunden sein könnte. Ein kürzlich erschienener wissenschaftlicher Bericht weist darauf hin (Ho et al., 2011). Allerdings ist noch nicht klar, welche Auswirkungen das für Sie haben könnte, wenn Sie zu der Gruppe gehören, die wegen lang dauernder oder häufig wiederkehrender Psychosen Neuroleptika über lange Zeit einnehmen. Immerhin plädieren die Autoren der genannten Studie aber nachdrücklich dafür, die Langzeit-Verordnung und –Einnahme von Neuroleptika sorgfältig hinsichtlich ihres Nutzens und ihrer Risiken abzuwägen. Dies gelte besonders für den Einsatz von Neuroleptika bei nicht-psychotischen Störungen aller Art, der in den letzten Jahren stark zunehme.

Malignes neuroleptisches Syndrom ▶ Das maligne neuroleptische Syndrom ist eine sehr seltene, aber lebensbedrohliche Nebenwirkung, die in den ersten zwei Wochen einer neu verordneten oder geänderten Neuroleptika-Einnahme auftreten kann und sich innerhalb von einem bis drei Tagen entwickelt. Dabei steigt die Körpertemperatur allmählich immer weiter an, das Bewusstsein trübt sich, die Muskeln werden steif und unbeweglich, es kann zu gefährlichen Funktionsstörungen der Nieren kommen. Dann wird eine Behandlung auf einer Intensivstation mit Überwachung der Körperfunktionen notwendig.

Herzrhythmusstörungen ▶ Durch Verlängerung der Erregungsrückbildung am Herzmuskel (im EKG sichtbar) kann es bei einer Reihe neuroleptischer Substanzen zu Herzrhythmusstörungen kommen, die – besonders bei hohen Dosierungen, Kombination mehrerer Neuroleptika und körperlichen Erkrankungen – ebenfalls lebensgefährlich sein können. Diese Nebenwirkung wird durch Sertindol (Serdolect®) häufig, durch Thioridazin (Melleril®) gelegentlich und durch Haloperidol (Haldol®), Clozapin (Leponex®), Risperidon (Risperdal®) und Quetiapin (Seroquel®) selten ausgelöst, bei einigen anderen Substanzen sind zumindest Einzelfälle aufgetreten. Das Risiko muss vor allem bei Patienten mit Herz-Kreislauf-Erkrankungen sorgfältig beachtet werden.

Delir ▶ Ein Delir kann durch viele psychisch wirksame Substanzen ausgelöst werden, vor allem bei älteren Menschen oder Personen mit organischer Hirnerkrankung. Es sieht ungefähr wie ein

Delir bei Alkoholentzug aus: Bewegungsunruhe, Störungen der Artikulation, Aufregung, Schwitzen, Zittern, Verkennen von Personen, unter Umständen auch Halluzinationen und Wahngedanken. Wenn dieser Zustand richtig erkannt und das Medikament abgesetzt wird, erholt sich der Patient relativ rasch.

Hautveränderungen ▶ Durch Neuroleptika ausgelöste Hautveränderungen können ganz verschieden aussehen. Am häufigsten tritt die bereits erwähnte erhöhte Lichtempfindlichkeit mit Neigung zu Sonnenbrand auf. Außerdem kann es zu Pigmentablagerungen in der Haut kommen, die dann wie Leberflecke aussehen. Schließlich kann die Haut allergische Reaktionen aufweisen, die von leichten Rötungen mit Juckreiz bis zu schweren Hautveränderungen reichen.

Sehstörungen ▶ Relativ viele Menschen klagen während der Einnahme von Neuroleptika über Sehstörungen. Hier lohnt sich genaueres Nachfragen, denn es kann dabei um sehr verschiedene Nebenwirkungen gehen.

Zum einen kann das Auge wegen erhöhter Lichtempfindlichkeit der Netzhaut leichter als sonst geblendet werden. Weiterhin kann die Fähigkeit der Linse beeinträchtigt sein, sich auf verschiedene Entfernungen einzustellen (»Akkommodation«); dann fällt es schwer, Kleingedrucktes zu lesen. Diese Beeinträchtigungen sind medizinisch gesehen relativ harmlos. Die Probleme beim Lesen können allerdings auch die Folge psychotischer Unruhe oder – im Gegenteil – einer zu starken Reizabschirmung durch das Neuroleptikum sein.

Als weitere Nebenwirkungen am Auge können Linsentrübungen, Pigmentablagerungen in der Netzhaut mit Gesichtsfeldausfällen oder erhöhter Augeninnendruck (Glaukom, »grüner Star«) auftreten. Die letztgenannten Wirkungen könnten die Sehfähigkeit ernsthaft beeinträchtigen, glücklicherweise sind sie sehr selten.

Einen Glaukomanfall erkennen Sie an folgenden Symptomen: Die Bindehaut (das Weiße im Auge) ist stark gerötet, der Augapfel fühlt sich härter an als normalerweise, das Auge schmerzt stark, wenn auch wegen der Neuroleptikawirkung abgeschwächt, und die Sehfähigkeit kann beeinträchtigt sein. Bei Verdacht auf akutes Glaukom muss sofort ärztliche Behandlung sichergestellt werden, da schon nach wenigen Stunden die Erblindung drohen kann.

Erhöhte Leberwerte ▶ Wenn Ihr Arzt von erhöhten Leberwerten spricht, meint er damit ein vermehrtes Auftreten von Leberenzymen im Blut. Meist ist das harmlos und bedarf keiner Behandlung, aber es kann auch zu einem Stau der Gallenflüssigkeit in der Leber mit der Folge erheblicher Verdauungsprobleme kommen, die ein Absetzen des Medikamentes und eine Behandlung erfordern.

Krampfschwelle ▶ Wenn Sie bisher nicht zu epileptischen Krampfanfällen neigen, werden Neuroleptika in aller Regel auch nicht dazu führen. Bei Epileptikern und anderen hierfür empfindlichen Personen können diese Medikamente aber die Krampfschwelle so weit senken, dass es unter ihrer Einnahme vermehrt zu Krampfanfällen kommt.

Störungen des sexuellen Lusterlebens ▶ behalten die Betroffenen wahrscheinlich häufig für sich, so dass sie den Ärzten meist nicht bekannt werden. Sie können wohl als Teil der allgemeinen Reizabschirmung verstanden werden und sehr belastend sein. Störungen der sexuellen Funktionen (Unfähigkeit zu Erektion und Orgasmus) können hinzukommen und diese Problematik zusätzlich verschärfen. Beides verschwindet aber nach Absetzen, oft auch schon nach Reduktion der Medikamente wieder. Wenn eine Langzeitverordnung erforderlich ist, stellen sexuelle Störungen dagegen ein großes Problem dar.

Wenn Sie unter diesen Nebenwirkungen leiden, sollten Sie offen mit Ihrem Arzt darüber sprechen und sie nicht schamhaft verschweigen. Nur wenn Sie von Ihren Problemen berichten, kann die medikamentöse Verordnung entsprechend geändert werden. In vielen Fällen bewirkt schon eine Dosisreduktion oder die Umstellung auf ein anderes Neuroleptikum eine erhebliche Besserung. Dieser Versuch ist allemal besser als das heimliche Absetzen des Medikaments.

Brustvergrößerung ▶ Eine andere, oft recht unangenehme Nebenwirkung, die sowohl bei Männern als auch bei Frauen auftritt, kann eine Brustvergrößerung mit Flüssigkeitsaustritt sein. Diese Nebenwirkung wird durch das Hormon Prolaktin ausgelöst, dessen Konzentration im Blut unter einigen Neuroleptika erhöht sein kann. Sie kann mit Medikamenten wie Pravidel® behandelt oder durch Umstellung auf ein anderes Neuroleptikum umgangen werden. Nach Absetzen des Neuroleptikums verschwindet auch diese Nebenwirkung wieder.

Veränderungen bei der Menstruation ▶ Relativ häufig kommt es unter Neuroleptika zu Veränderungen bei der Regelblutung: Sie kann stärker oder schwächer ausfallen, unregelmäßig auftreten oder sogar ganz ausbleiben. Diese Veränderungen werden ebenfalls durch Prolaktin ausgelöst. Sie sind für betroffene Frauen beunruhigend, vor allem wenn sie deswegen eine Schwangerschaft für möglich halten oder im Gegenteil fürchten, niemals mehr schwanger werden zu können. Solche Störungen des Menstruationszyklus sind aber medizinisch harmlos und verschwinden nach Absetzen oder Wechsel des Neuroleptikums.

Im Einzelfall lässt sich nicht immer sagen, ob unregelmäßige oder fehlende Regelblutungen durch ein Medikament bedingt sind. Schließlich kann auch starker Stress zu Zyklusveränderungen führen, und eine akute Psychose ist sicher eine solche starke Stressbelastung.

Störungen des vegetativen Nervensystems ▶ Eine weitere Gruppe von meist lästigen Wirkungen betrifft verschiedene Störungen des vegetativen Nervensystems. Häufig kommt es zu Speichelfluss durch vermehrte Produktion von Speichel und behindertes Schlucken (bei EPS*). Die Speichelproduktion kann zum Beispiel mit salbeihaltigen Arzneimitteln verringert werden, die Schluckbehinderung durch Pirenzepin (Gastrozepin®).

Andere vegetative Nebenwirkungen sind Mundtrockenheit, vermindertes oder vermehrtes Schwitzen, niedriger Blutdruck und Kreislaufstörungen mit beschleunigtem Herzschlag. Wegen der schon erwähnten Verlangsamung der Darmbewegungen kann eine manchmal hartnäckige Verstopfung auftreten. Schließlich kann einerseits das Wasserlassen erschwert sein, oder es kann andererseits zu nächtlichem Einnässen kommen.

Außerdem kann unter Neuroleptika auch der Durst erheblich gesteigert sein, die Funktion der Nieren ist davon aber nicht betroffen.

Wechselwirkungen mit anderen Substanzen

Wenn Sie neben einem Neuroleptikum Medikamente gegen erhöhten Blutdruck, Herzrhythmusstörungen, Harninkontinenz oder Allergien wie z.B. Heuschnupfen einnehmen, sollten Sie Ihren Arzt nach Wechselwirkungen fragen; die Wirkung dieser

Medikamente kann abgeschwächt oder verstärkt werden, oder es können Erregungszustände auftreten. Auch Kombinationen bestimmter Neuroleptika und Antidepressiva (sogenannter Anticholinergika*) können Erregungszustände auslösen.

Kombinationen mit Dopaminagonisten*, die beispielsweise zur Behandlung der Parkinson-Krankheit, der Amenorrhoe (Ausbleiben der Regelblutung) oder des Restless-Legs-Syndroms eingesetzt werden, führen zu gegenseitiger Wirkungsabschwächung, Kombinationen mit anderen Dopaminantagonisten* (z. B. Medikamenten gegen Übelkeit und Brechreiz) zu gegenseitiger Wirkungsverstärkung. Die gleichzeitige Einnahme von Lithium (Hypnorex®, Quilonum®) kann Bewegungsstörungen und andere Nebenwirkungen verstärken.

Vorsicht ist bei der Kombination von Clozapin (Leponex® u. a.) mit Benzodiazepinen*, insbesondere in Form von intravenösen oder intramuskulären Injektionen geboten. Hier kann es in sehr seltenen Fällen zu Schwindel, Kreislaufproblemen und Beeinträchtigung der Atmung bis zum Atemstillstand kommen. Wenn Sie eine solche Kombination aber bereits seit längerer Zeit einnehmen, brauchen Sie diese Komplikation nicht mehr zu fürchten.

Während der Einnahme eines Neuroleptikums sollten Sie mit Alkohol sehr vorsichtig umgehen – das Medikament kann die Wirkung des Alkohols erheblich und kaum abschätzbar verstärken. Für Autofahren, Bedienung von Maschinen und andere Tätigkeiten, bei denen es auf schnelle und exakte Reaktionen ankommt, gilt auf jeden Fall »null Promille«!

Einige Neuroleptika werden bei Rauchern schneller abgebaut, sodass höhere Dosierungen erforderlich sein können. Wenn Sie dann abrupt das Rauchen einstellen, kann die Wirkung dieser Medikamente erheblich verstärkt werden. Das gilt besonders für Clozapin (Leponex®, Elcrit®) und Olanzapin (Zyprexa®), es kann bei unveränderter Einnahme zu Überdosierungen kommen. Andererseits kann wahrscheinlich die Dosis reduziert werden, wenn Sie mit dem Rauchen aufhören. Sprechen Sie daher Ihren Arzt vorher an!

Koffein wirkt wegen seiner allgemein anregenden Wirkung den Neuroleptika entgegen. Deswegen sollten Sie die Mengen von Tee oder Kaffee, die Sie üblicherweise trinken, bedenken – die antipsychotische Wirkung könnte sonst eventuell unzureichend sein.

Verordnung von Neuroleptika bei akuten Psychosen

Die Verordnung von Neuroleptika ist heute eine Standardbehandlung bei akuten psychotischen Krisen – seien sie organisch bedingt, Teil einer schizophrenen Psychose, manisch* oder auch wahnhaft-depressiv. Die Fachleute streiten sich allerdings darüber, ob eine neuroleptische Behandlung so rasch wie möglich beginnen sollte, um negative Folgen der akuten Psychose abzuwenden, oder frühestens nach einigen Tagen oder Wochen, um die Chance nicht zu vergeben, die Anlässe und Hintergründe der aktuellen psychotischen Krise zu verstehen. Die Antworten in diesem Streit richten sich nach den angestrebten Behandlungszielen: Wer die Beseitigung psychotischer Symptome zum obersten oder gar einzigen Ziel macht, wird sich für eine rasche neuroleptische Behandlung aller Psychosen stark machen. Eine erweiterte Zielbestimmung, die in jedem Einzelfall gemeinsam mit den Betroffenen vorgenommen wird und auch andere Erfolgskriterien wie Lebensqualität und die Verwirklichung subjektiver Bedürfnisse einschließt, relativiert die Bedeutung der medikamentösen Behandlung.

Wie oben schon erwähnt, können durch Kombination zweier Neuroleptika die reizabschirmende und die dämpfende Wirkung getrennt eingesetzt werden. Ein typisches – mittel- oder hochpotentes – oder atypisches* Neuroleptikum wird kombiniert mit einer dämpfenden Substanz, und beide werden je nach momentaner Erfordernis dosiert.

Ansonsten sollten Sie gemeinsam mit den Ärzten darauf achten, dass andere Kombinationen mehrerer Neuroleptika möglichst vermieden werden; der Nutzen solcher Kombinationen ist wissenschaftlich so gut wie gar nicht nachgewiesen, das Risiko gefährlicher Nebenwirkungen scheint aber deutlich erhöht zu sein.

Die individuelle Dosierung von Neuroleptika ist eine Gratwanderung: Einerseits soll sie ausreichend hoch sein, um die erwünschte Reizabschirmung und Dämpfung zu bewirken, andererseits soll sie möglichst niedrig sein, um keine unnötigen Einschränkungen durch Müdigkeit oder Teilnahmslosigkeit hervorzurufen.

Am Ende dieses Kapitels finden Sie bei jeder Substanz Angaben zur üblichen Dosierung. Es handelt sich dabei um Standarddosierungen*, von denen im Einzelfall erheblich abgewichen werden kann. Die angegebenen Höchstdosierungen sollten allerdings nur überschritten werden, wenn entweder eine intensive Überwachung des Patienten möglich ist (z. B. im Krankenhaus) oder die individuelle Wirkung bereits bekannt ist.

Welche Dosis zur Bewältigung akuter psychotischer Krisen erforderlich ist, hängt ganz erheblich von den jeweiligen Rahmenbedingungen ab. Unsere Dosisangaben beziehen sich auf typische Behandlungssituationen hierzulande, also eine Behandlung in der Sprechstunde eines niedergelassenen Arztes oder in einer durchschnittlichen psychiatrischen Akutstation im Krankenhaus. Diese Dosierungen sind nach heutigem Kenntnisstand eigentlich zu hoch, weil sie einen zu hohen Anteil der Dopamin-Rezeptoren blockieren und dadurch unnötig stark einschränkend auf Auffassung und Denkvermögen wirken. Unter günstigeren Bedingungen könnten die Dosierungen wesentlich niedriger sein, wie die Erfahrungen mit Soteria*-Einrichtungen oder die Praxis der »bedürfnisangepassten Behandlung«* in Skandinavien zeigen. Dort gelingt es häufig sogar, akute Psychosen ganz ohne Neuroleptikum zu überwinden. Selbsthilfegruppen berichten über ähnliche Erfahrungen.

Zu beachten ist auch, dass die erwünschten Wirkungen der Psychopharmaka nicht gleichzeitig greifen. Während Sie die medikamentöse Sedierung* rasch spüren, vergehen in der Regel mindestens vier bis fünf Tage, bevor die Reizabschirmung dazu führt, dass Sie sich von Halluzinationen, Wahnideen oder anderen Symptomen lösen können. Deswegen sollten Sie hoch- oder mittelpotente sowie atypische* Neuroleptika bis zum Verschwinden dieser Symptome regelmäßig einnehmen, während die schwachpotenten, dämpfenden Mittel sich auch als Bedarfsarznei eignen.

Wenn die akute psychotische Symptomatik abklingt, sollte die Dosis des eingesetzten Neuroleptikums entsprechend reduziert werden. Sofern keine Weiterverordnung zur Vorbeugung geplant ist, kann das Neuroleptikum in kleinen Schritten allmählich abgesetzt werden. Sprechen Sie darüber mit Ihrer Ärztin oder Ihrem Arzt! Zum praktischen Vorgehen beim Reduzieren und Absetzen siehe S. 167 ff.

Das völlige Absetzen des Neuroleptikums nach Abschluss der akuten Behandlung ist aber keineswegs die Regel. In vielen Fällen raten die Ärzte vielmehr zur vorbeugenden Einnahme eines Neuroleptikums über Monate oder Jahre hinweg. Das hat folgenden Grund: Wissenschaftliche Untersuchungen haben gezeigt, dass die Wahrscheinlichkeit einer erneuten psychotischen Krise innerhalb eines Jahres nach einer akuten schizophrenen* Psychose etwa 70 Prozent beträgt. Durch die Einnahme eines Neuroleptikums – meistens in geringerer Dosierung als während der Akutbehandlung – lässt sich diese Wahrscheinlichkeit auf 20 bis 30 Prozent senken. Somit profitieren etwa 50 Prozent aller Patienten, die nach einer akuten Psychose weiterhin ein neuroleptisches Medikament einnehmen, davon in dem Sinne, dass ihnen eine erneute akute Psychose erspart bleibt. Für die Übrigen gilt allerdings, dass sie entweder auch ohne das Medikament psychosefrei geblieben wären oder dass sie trotz des Medikaments erneut psychotisch werden.

Insofern ist die derzeit gängige Praxis der Langzeitverordnung von Neuroleptika eigentlich ein Notbehelf: Solange wir Psychiater in vielen Fällen keine dauerhafte Heilung erreichen können und Ihnen im Einzelfall nicht vorhersagen können, wie groß Ihr persönliches Risiko für die Zukunft ist, kann das Risiko erneuter psychotischer Krisen oft nur durch eine andauernde Reizabschirmung und Dämpfung klein gehalten werden, die aber auf der anderen Seite mit gesundheitlichen Risiken und deutlichen Einschränkungen der Lebensqualität verbunden sein kann.

Üblicherweise empfehlen Psychiater Ihnen nach einer ersten

psychotischen Episode die kontinuierliche Einnahme eines Neuroleptikums für etwa ein Jahr, nach mehreren psychotischen Episoden für wenigstens fünf Jahre. Bei solchen Empfehlungen spielen allerdings individuelle Besonderheiten eine zu geringe Rolle. Beispielsweise weiß man, dass Konflikte und Belastungen, die Kommunikation in Ihrer privaten Umgebung und Ihre weitere persönliche Entwicklung große Bedeutung für das Auftreten neuer Psychosen haben. Wenn Sie Grund zu der Annahme haben, dass unter Belastung oder Stress erneute akute Psychosen auftreten können, empfehlen wir Ihnen deshalb eine ausführliche individuelle Beratung über die Vor- und Nachteile der Einnahme von Neuroleptika.

Wegen der oben angesprochenen, relativ häufig auftretenden Verringerung der Lebensqualität durch verstärkte Minussymptome* sollten Sie großen Wert darauf legen, dass für Sie ein geeignetes Medikament und eine individuell angemessene Dosierung gefunden wird, die einerseits ausreichende Reizabschirmung und Dämpfung bewirken, andererseits aber zu möglichst geringen Belastungen und Einschränkungen führen. Eine Langzeitverordnung mehrerer Neuroleptika sollte die strikte, besonders begründete Ausnahme sein, weil sie das Risiko gefährlicher Nebenwirkungen erheblich erhöht.

Depot-Neuroleptika

Einige Substanzen stehen nicht nur zur oralen Einnahme als Tabletten oder Tropfen, sondern auch zur intramuskulären Injektion (Spritze, meist in den großen Gesäßmuskel) mit mehrwöchiger Wirkdauer zur Verfügung. Diese lange Wirkung wird dadurch erreicht, dass die neuroleptisch wirksame Substanz in einer besonderen chemischen Verbindung vorliegt (meist gebunden an eine Fettsäure), aus der sie erst im Laufe mehrerer Wochen allmählich freigesetzt wird. Aus der einmal gesetzten Spritze steht somit über diese Zeit hinweg ständig Nachschub zur Verfügung. Die Wirkdauer richtet sich dabei nach der gewählten chemischen Verbindung: Aus der Bindung an Decanoat ist eine Wirkungsdauer von drei bis vier Wochen, an Önanthat von zwei bis drei Wochen zu erwarten. Die Besonderheiten von Risperidon, Paliperidon, Olanzapin und Fluspirilen werden im speziellen Teil besprochen.

Allerdings ist die freigesetzte Menge – und damit auch die Konzentration in den Körperflüssigkeiten – in den ersten Tagen nach der Injektion am höchsten und nimmt bis zur nächsten Gabe allmählich ab, da das Depot im Muskel kleiner wird.

Zur Wirkungsweise von Depot-Neuroleptika

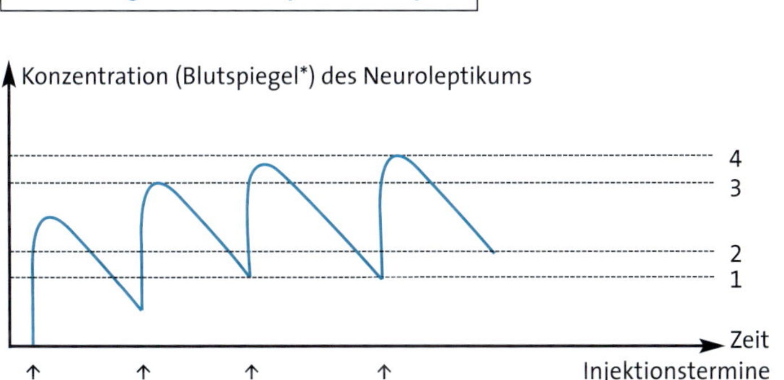

Erläuterung: Wenn Ihr Bedarf an neuroleptischer Abschirmung bei Linie 1 liegt, haben Sie mit der eingezeichneten Konzentrationskurve des Medikaments zu jedem Zeitpunkt eine ausreichende Abschirmung. Liegt Ihr Bedarf dagegen bei Linie 2, so reicht die Konzentration jeweils in den letzten Tagen vor der nächsten Injektion nicht aus.
Sind bei Linie 4 starke Nebenwirkungen (zu starke Sedierung, Bewegungsstörungen o. a.) zu erwarten, dann bleibt die Konzentration gemäß der Kurve stets darunter. Wenn solche unerwünschten Wirkungen dagegen bereits bei Linie 3 auftreten, so müssen Sie jeweils in den ersten Tagen nach jeder Injektion mit ihnen rechnen.

Um eine ausreichende Wirkung über den gesamten Zeitraum zu erreichen, müssen Sie darum in den ersten Tagen eine höhere als die eigentlich erforderliche Konzentration in Kauf nehmen. Sonst reicht die Wirkung einer Depotspritze kurz vor der nächsten Injektion eventuell nicht mehr aus (Linie 2 in der Abbildung). Das könnten Sie daran merken, dass Sie in diesen letzten Tagen unruhiger und gereizter als sonst sind, schlechter schlafen, vermehrt Stimmen hören oder sich bedroht fühlen. Wenn das so ist, kann Ihr Arzt entweder die Dosis der Depotspritze erhöhen oder das Intervall zwischen zwei Injektionen verkürzen, z. B. von vier auf drei Wochen. Beide Maßnahmen führen zu einer Erhöhung des Blutspiegels*. Oder Sie könnten jeweils in den Tagen vor der nächsten Injektion das Neuroleptikum zusätzlich als Tablette einnehmen, um die Unterdosierung zu überbrücken.

Noch ein weiteres Problem ist mit den stark schwankenden Blutkonzentrationen bei Depotbehandlungen verbunden: In den ersten Tagen nach jeder Injektion können verstärkt unerwünschte Wirkungen auftreten, bedingt durch die anfangs besonders hohen Konzentrationen (Linie 3 in der Abbildung). Das können eine unerwünscht starke Reizabschirmung, Müdigkeit oder vermehrte Bewegungsstörungen sein. In solchen Fällen gibt es wiederum zwei Möglichkeiten, die Verordnung zu ändern: entweder eine Reduktion der Dosis oder eine Verlängerung des Intervalls zwischen den Injektionen. In beiden Fällen entsteht nach der neuen Spritze eine weniger hohe Konzentration im Körper als zuvor.

Ohnehin liegt der vorbeugenden Langzeit-Verordnung eines Neuroleptikums – und auch der Abbildung – eine vereinfachende Vorstellung zugrunde: dass Sie nämlich zur Absicherung gegen akute Psychosen immer die gleiche Menge wirksamer neuroleptischer Substanz benötigen. Wie alle Menschen mit Psychoseneigung aus eigener Erfahrung wissen, ist das Risiko akuter Krisen aber stark von der Lebenssituation und von aktuellen Ereignissen abhängig, von denen man aus der Bahn geworfen werden kann. In solchen Belastungsmomenten benötigt man also eigentlich eine höhere Dosis als in ruhigeren Zeiten, die man auch mit weniger – oder sogar ohne – Neuroleptikum bewältigen könnte.

Wenn Sie Ihr Medikament in Tabletten- oder Tropfenform einnehmen und zu den Psychose-Erfahrenen gehören, die ihre Frühwarnzeichen zu Beginn akuter Krisen kennen, können Sie jeweils die Dosis erhöhen, wenn solche Alarmsignale auftreten. Manchen Menschen gelingt es sogar, Psychosen ohne Dauereinnahme von Neuroleptika zu vermeiden, indem sie diese immer nur bei Frühwarnzeichen einnehmen.

Mit Depot-Neuroleptika gelingt eine solche Feinsteuerung nicht, denn jede Spritze wirkt mehrere Wochen hindurch. Sie eignen sich daher nur dann, wenn Betroffene mit ständigen psychotischen Störungen oder mit häufigen Krisen unbedingt einen neuroleptischen Schutz haben sollten, die Einnahme aber aus eigener Kraft nicht schaffen – anders gesagt, wenn die Schwere der psychotischen Problematik es rechtfertigt, dass die medikamentöse Behandlung überwacht oder im Extremfall sogar erzwungen wird. In allen Situationen, die mit einer oralen Medikation (Tabletten oder Tropfen) gemeistert werden können, ist diese Verabreichungsform pharmakologisch gesehen einer Depotspritze überlegen und sollte daher bevorzugt werden. Vor allem ermöglichen Tabletten einen stärker selbstbestimmten Umgang mit den verordneten Medikamenten, und dieser Zuwachs an Autonomie ist aus unserer Sicht ein wichtiges Ziel jeder medizinischen Behandlung. Wo immer dafür eine Chance besteht, sollte sie unserer Meinung nach genutzt werden.

Sie sehen: Während Depot-Neuroleptika einerseits helfen können, Menschen gegen psychotische Risiken zu schützen, schaffen sie andererseits neue Probleme. Sie sind in der Dosierung schwerer an den jeweiligen Bedarf anzupassen, so dass die Dosis in »guten Zeiten« zu hoch ist und unerwünschte Wirkungen jeweils vor und nach jeder Injektion gehäuft auftreten. Wenn Sie jedoch mit Depotspritzen besser zurechtkommen als mit Tabletten und keine wesentlichen Nebenwirkungen auftreten, sollten Sie nicht ohne triftigen Grund auf Tabletten wechseln. Es sei denn, dass Sie lernen wollen, Ihre Dosierung stärker nach dem momentanen Bedarf zu steuern, oder dass Sie versuchen wollen, die regelmäßige Dosis zu vermindern oder schrittweise abzusetzen.

Reduzieren und Absetzen von Neuroleptika

Für den Wunsch, das Neuroleptikum abzusetzen, kann es viele Gründe geben. Vielleicht gehören Sie zu den Menschen, die sich wegen der reizabschirmenden Wirkung des Medikaments stark eingeengt fühlen; oder Sie leiden unter anderen unerwünschten Wirkungen, z. B. Bewegungsstörungen oder sexuellen Beeinträchtigungen. Ein weiterer Grund könnte sein, dass Sie die empfohlene Zeit der vorbeugenden Einnahme ohne weitere Psychosen überstanden haben, so dass Sie sich fragen, ob Sie nun nicht auch ohne medikamentöse Hilfe psychosefrei leben können. Außerdem sind Neuroleptika nicht frei von zum Teil gefährlichen Nebenwirkungen, sie sollten darum nicht unnötig eingenommen werden.

Wir unterbreiten Ihnen im Folgenden einige Vorschläge zum erfolgreichen Reduzieren und Absetzen von Neuroleptika, die Sie insbesondere dann beachten sollten, wenn Sie über lange Zeiträume Neuroleptika genommen haben. Diese Vorschläge entstammen unseren eigenen Erfahrungen mit Absetzversuchen, wir haben aber auch viel aus Berichten von Psychose-Erfahrenen gelernt, wie sie in Psychose-Seminaren oder in Schriften des Bundesverbandes Psychiatrie-Erfahrener (BPE; siehe www.bpe-online.de) zu hören oder zu lesen sind.

TIPP **Klären Sie, ob Sie gute Aussichten haben, ohne das Neuroleptikum psychosefrei zu leben. Versuchen Sie, dafür möglichst gute Ausgangsbedingungen zu schaffen.**

Dieser Vorschlag beruht auf folgenden Überlegungen: Ihr Psychose-Risiko hängt einerseits von Ihrer individuellen Empfindlichkeit für psychotische Krisen (Ihrer Vulnerabilität) ab – diese können Sie kurzfristig nicht verändern, allenfalls auf lange Sicht. Andererseits können Ihre momentanen Lebensbedingungen das Risiko akuter Psychosen beeinflussen. Belastungsfaktoren sind z.B. Stress, ungelöste Probleme oder Konflikte, »schwierige« Beziehungen. Wenn solche Faktoren bisher zu Psychosen beigetragen haben, dann ist wohl zu erwarten, dass das auch weiterhin der Fall sein wird. Bevor Sie über das Absetzen von Medikamenten nachdenken, sollten Sie daher versuchen, einige dieser Psychose-Auslöser aus der Welt zu schaffen und eine möglichst entspannte und stabile Lebenssituation herbeizuführen. Versuchen Sie auch alternative Bewältigungsstrategien zu entwickeln, die Sie ggf. in Krisenzeiten als erstes Mittel einsetzen können. Auf jeden Fall möchten wir davon abraten, einen Absetzversuch zu beginnen, wenn größere Belastungen bevorstehen.

Aus diesen Erwägungen folgt auch, dass wir nicht jedem psychoseerfahrenen Menschen zu dem Versuch raten, sein Neuroleptikum abzusetzen. Wir kennen viele Patienten, die ohne medikamentöse Abschirmung immer wieder in psychotische Krisen geraten und nur sehr schwer im Leben zurechtkommen.

TIPP **Wägen Sie Ihr Psychose-Risiko und die Nachteile der Medikamenteneinnahme gegeneinander ab.**

Es ist Ihnen nicht damit gedient, ein unangenehmes Medikament los zu sein, wenn Sie stattdessen gehäufte psychische Krisen erleben, aus Beruf, Familie und Freundeskreis herausfallen und womöglich in die Klinik zur Behandlung müssen. Den Verzicht auf das Medikament sollten Sie sich leisten können, ohne dafür größere Nachteile in Kauf zu nehmen.

TIPP **Treffen Sie Ihre Entscheidung möglichst nicht allein. Sprechen Sie mit Personen Ihres Vertrauens, mit Angehörigen, mit Ihrem Arzt oder mit anderen professionellen Helfern.**

Die Menschen in Ihrem privaten Umfeld können Ihnen wichtige Rückmeldungen geben, weil sie Sie kennen. Was trauen sie Ihnen zu? Auf welche Risiken, die Sie vielleicht nicht selbst bedacht haben, machen sie Sie aufmerksam? Ihre Angehörigen und Freunde verdienen es, gehört zu werden. Besonders wertvoll können Gespräche mit anderen psychoseerfahrenen Menschen sein, beispielsweise mit »Genesungsbegleitern«* oder in Selbsthilfegruppen.

Ihr Arzt und die übrigen professionellen Helfer können Ihnen ebenfalls wichtige Hinweise zu den Vor- und Nachteilen geben, die Sie mit oder ohne Neuroleptikum zu erwarten hätten. Wenn Sie sich mit ihnen auf ein Vorgehen einigen, werden Sie auch ihre volle Unterstützung erhalten. Das gilt natürlich besonders für behandelnde Ärzte, die ja schließlich für die Verordnung und das Ausstellen der Rezepte zuständig sind.

TIPP **Verringern Sie die Dosis des Medikaments in kleinen Schritten, so dass Sie den Unterschied kaum spüren. Warten Sie bis zum nächsten Reduktionsschritt einige Zeit ab, damit Sie herausfinden können, ob die neue Dosis für Ihre psychische Stabilität ausreicht. Achten Sie dabei auf Frühwarnzeichen.**

Bedenken Sie: Sie haben längere Zeit unter der »Glasglocke« der medikamentösen Reizabschirmung gelebt. Wenn Sie das Medikament abrupt absetzen, werden alle Wahrnehmungen fast schlagartig wesentlich direkter und intensiver. Der Effekt ist vergleichbar mit der plötzlichen Einwirkung starken Sonnenlichtes, nachdem Sie lange in einem abgedunkelten Raum waren. Diese Veränderung kann Sie leicht überfordern und Ihre seelische Stabilität unnötig gefährden. Wir haben sehr oft erlebt, dass Menschen mit Psychose-Erfahrung durch abruptes Absetzen der Medikamente in eine neue Psychose geraten sind. Abruptes Weglassen von Neuroleptika ist die sicherste Methode zu »beweisen«, dass man das Medikament noch braucht.

Ein Anhaltspunkt für das empfohlene schrittweise Vorgehen ist die Faustregel des Bundesverbandes Psychiatrie-Erfahrener: die Dosis alle drei Wochen um 10 Prozent der Ausgangsdosis zu verringern. So schematisch wird das wegen der unterschiedlichen Tablettenstärken nicht immer möglich sein, und wir raten Ihnen auch zu noch wesentlich längeren »Testzeiten«, um Klarheit über die Stärke der jeweiligen Dosis auch in belastenden Situationen zu gewinnen. Aber Sie sehen aus dem Zehn-Prozent-Schema: Für einen erfolgreichen Absetzversuch müssen Sie einen längeren Zeitraum einplanen, der von einem halben bis zu mehreren Jahren gehen kann.

Wahrscheinlich werden Sie nach einem kleinen Reduktionsschritt nicht gleich psychotisch werden. Sie sollten aber auf Veränderungen achten, die Sie als erste Anzeichen beginnender Psychosen kennengelernt haben: Schlafstörungen, geringere Konzentrationsfähigkeit, Reizüberflutung, Rückzugstendenzen, stärkere Ängstlichkeit usw. Möglicherweise handelt es sich dabei um Absetzphänomene, die nach einigen Tagen von selbst abklingen, wenn sich der Körper auf die neue Dosis eingestellt hat. Es kann sich aber auch um Frühwarnzeichen einer beginnenden psychotischen Krise handeln. Dann sollten Sie ihnen aktiv begegnen. Wenn eigene Strategien der Stabilisierung nicht ausreichen, empfehlen wir Ihnen eine vorübergehende Rückkehr zu höheren Dosierungen. Eine weitere Reduktion ist in diesem Stadium keinesfalls sinnvoll.

TIPP **Reagieren Sie auf Frühwarnzeichen mit vorübergehender Dosiserhöhung. Kehren Sie erst nach einer Stabilisierungsphase zur nächstniedrigeren Dosis zurück.**

Wenn die genannten Frühwarnzeichen einer möglichen akuten Psychose auftreten, können Sie sicherheitshalber die aktuelle Tagesdosis des Neuroleptikums deutlich stärker erhöhen, als Ihr Befinden das eigentlich erfordern würde (z.B. von 200 mg auf

300 bis 400 mg Amisulprid), um einer schwereren Krise vorzubeugen. Behalten Sie diese erhöhte Dosis noch einige Tage unverändert bei, nachdem die Symptome verschwunden sind, und reduzieren Sie dann die Dosis in mehreren Schritten, die jeweils einige Tage dauern sollten, bis Sie wieder bei der vorigen Tagesdosis angekommen sind (im Beispiel: von 400 mg über 350–300 –250 bis auf 200 mg mit einer Dosisänderung alle drei Tage). Wenn zu irgendeinem Zeitpunkt dieser Prozedur erneut Krisenzeichen auftreten, kehren Sie zur nächsthöheren Dosis zurück und warten wiederum einige Tage ab. Sollten Sie mit diesem Verfahren nicht symptomfrei werden, kehren Sie zur »sicheren« Dosis zurück und behalten Sie diese über längere Zeit bei.

Natürlich kann dieses Schema nicht in allen Einzelheiten für jeden Menschen passen. Wir empfehlen Ihnen dringend, mit Ihrem Arzt individuell abzusprechen, welche Dosierungen und Zeiträume für Sie am besten passen könnten.

Nach erfolgreicher Stabilisierung sollten Sie einige Zeit verstreichen lassen, bevor Sie die Entscheidung treffen, weiter zu reduzieren.

TIPP **Versteifen Sie sich nicht auf das Ziel, die Medikamente vollständig abzusetzen. Probieren Sie aus, wie weit Sie reduzieren können, und akzeptieren Sie das Ergebnis.**

Wenn Sie Neuroleptika zur Vorbeugung nehmen, sind Sie (hoffentlich) psychosefrei, während Sie mögliche Nachteile der Medikamente unmittelbar spüren. Dann liegt es nahe, diese Nachteile hoch und das Risiko einer Psychose gering zu schätzen. Sie denken vielleicht: »Wenn ich jetzt noch das Medikament absetze, dann bin ich ›gesund‹!«

Da könnten Sie schnell eines Besseren – oder Schlechteren – belehrt werden. Nicht der gute Vorsatz zählt, sondern das Ergebnis. Sofern Ihre persönlichen Voraussetzungen gut sind, gelingt es Ihnen hoffentlich, ganz ohne Neuroleptika psychosefrei zu bleiben. Falls nicht, müssen Sie abwägen, ob Sie lieber die Unannehmlichkeiten des Medikaments (in geringerer Dosis) in Kauf nehmen oder es absetzen und ein höheres Risiko erneuter Psychosen mit all ihren Auswirkungen tragen wollen.

Als Alternative zum Absetzen bleibt Ihnen noch die Möglichkeit, auf ein anderes Neuroleptikum umzusteigen, das Sie besser vertragen, und eventuell nach einiger Zeit – und unter besseren persönlichen Voraussetzungen – einen erneuten Absetzversuch zu planen.

Das Reduzieren und Absetzen von Neuroleptika ist fast immer ein schwieriger und langwieriger Prozess, der oft sehr viel mehr Aufmerksamkeit und eigenverantwortliche Anstrengung erfordert als die ursprüngliche Entscheidung für eine Medikation. Dabei kann es keine Patentrezepte geben, denn gerade bei der Medikamentenreduktion kommt es sehr auf die ganz unterschiedlichen Fähigkeiten und Bewältigungsmöglichkeiten jedes Einzelnen und seines Umfelds an. Eine stabile, stützende Arzt-Patient-Beziehung kann sehr hilfreich sein, aber auch die Erfahrungen aus der Selbsthilfebewegung können oft dazu beitragen, den geeigneten Weg zu finden. Rückschläge sind nicht auszuschließen, aber die Erfahrungen auf diesem Weg können auch zu einem gesünderen Umgang mit sich selbst und zu mehr Lebensqualität führen.

Dieser Überblick beschreibt die derzeit gängigen Neuroleptika, deren Darreichungsform (Tabletten, Tropfen, Injektionslösung, Depotpräparat), die wichtigsten Wirkungen und Risiken sowie die in Deutschland üblichen Dosierungsempfehlungen. Vielleicht werden Sie feststellen, dass bereits deutlich niedrigere Dosierungen wirksam sind und ausreichend sein können (vgl. S. 160). Sie finden in alphabetischer Reihenfolge die neuroleptischen Medikamente unter den Namen der Wirkstoffe (die originalen Handelsnamen stehen in Klammern).

Amisulprid (Solian®)

ist ein atypisches* Neuroleptikum im weiteren Sinne. Es ist mittelpotent. Zur oralen Medikation sind Tabletten und Saft im Handel. Die antipsychotische Wirkung bei einer Tagesdosis von 100 bis 800 mg beginnt verzögert nach vier bis fünf Tagen. Darüber hinaus hat Amisulprid in niedriger Dosierung von 200 mg und weniger bei vielen Patienten eine antidepressive Wirkung. Da unter Amisulprid ein Hormon (Prolaktin) erhöht sein kann, kommt es öfter zu Brustspannen oder Milchfluss. Bei Langzeittherapie gibt es Hinweise auf einen Zusammenhang zwischen Prolaktinerhöhung und Osteoporose sowie Thrombosen. Dosierungen über 400 mg können eine deutliche Bewegungsunruhe auslösen.

Aripiprazol (Abilify®)

ist ein atypisches Neuroleptikum im weiteren Sinne. Es liegt zur oralen Behandlung in Tablettenform vor. Die empfohlene Dosierung wird mit 10 bis 30 mg angegeben. Die Substanz hat im

Vergleich zu den übrigen Neuroleptika ein anderes Wirkprofil, wodurch eine geringere Sedierung auftritt. Patienten berichten allerdings über vermehrte Unruhe. Gelegentlich ist die gewünschte antipsychotische Wirkung nicht ausreichend.

Benperidol (Glianimon®)

ist das höchstpotente typische Neuroleptikum und ist aus diesem Grunde in erster Linie ein Medikament für die stationäre Akutpsychiatrie. Es wirkt sehr stark gegen produktiv psychotische Symptome und nicht dämpfend. Es liegt vor zur oralen Behandlung als Tabletten und Tropfen sowie zur intravenösen Injektion. Die im stationären Rahmen übliche Dosierung liegt zwischen 1 und 6 mg pro Tag, höhere Dosierungen führen zu einem erheblichen Anstieg der ohnehin ausgeprägten unerwünschten Wirkungen. Hier sind insbesondere Krämpfe, Bewegungs- und Denkhemmung, Bewegungsunruhe und Zittern zu nennen. Da es sich um ein sehr starkes Neuroleptikum handelt, ist es nicht für die ambulante Behandlung geeignet und sollte schweren psychotischen Krisen, die einer stationären Behandlung bedürfen, vorbehalten bleiben.

Bromperidol (Impromen®, Tesoprel®)

ist ein typisches Neuroleptikum und gehört zu den hochpotenten Neuroleptika. Das Medikament wirkt in den üblichen Dosierungen nicht dämpfend, die antipsychotische Wirkung tritt erst nach vier bis fünf Tagen ein. Bei einer oralen Tagesdosis von 1 bis 10 mg ist mit einer ausreichenden Wirkung zu rechnen. Das Spektrum der unerwünschten Wirkungen ist mit dem anderer hochpotenter Neuroleptika vergleichbar.

Chlorprothixen (Truxal®)

ist ein typisches Neuroleptikum. Es ist als niederpotentes Mittel stark dämpfend und in der stationären Akutpsychiatrie gebräuchlich. Im Handel sind Tabletten und Saft sowie Injektionslösungen zur intramuskulären und intravenösen Gabe. Es ist in sehr unterschiedlichen Dosierungen wirksam. Je nachdem, wie aufgewühlt und erregt jemand ist, sind Einzeldosierungen zwischen 15 und 100 mg üblich. Bei hoch erregten, angespannten Patienten wird die Tagesdosierung in der Akutphase bis 400 mg gesteigert. Die Wirkung tritt nach ca. 20 bis 30 Minuten ein. Es muss kein gleichmäßiger Medikamentenspiegel erreicht werden, damit Chlorprothixen wirken kann. Somit ist es als Bedarfsarznei geeignet. Zu beachten ist, dass Chlorprothixen sehr müde macht, die Verkehrstüchtigkeit einschränkt und den Blutdruck erheblich senken sowie Schwindel auslösen kann.

Clozapin (Leponex®, Elcrit®)

ist das einzige atypische Neuroleptikum im engeren Sinne. Es ist mittelpotent und liegt im Handel in Tablettenform vor. Clozapin wirkt sowohl antipsychotisch als auch dämpfend. Die übliche Dosierung liegt zwischen 100 und 600 mg. Empfohlen wird ein einschleichender* Beginn mit einer Anfangsdosis von 12,5 mg und sodann eine Erhöhung der Dosis in Schritten von 25 mg pro Tag.

Unter Clozapin kommt es nicht zu den für Neuroleptika typischen Bewegungsstörungen (EPS*). Außerdem ist es in vielen Fällen wirksam, bei denen andere Neuroleptika ohne ausreichenden Behandlungserfolg verabreicht wurden.

Clozapin ist aber nur unter Einschränkungen zugelassen, da es in den ersten Jahren seiner Anwendung, in den 1970er-Jahren, zu mehreren Todesfällen aufgrund schwerer Infektionen infolge von Blutbildveränderungen (Agranulozytose*) kam.

Seit 1979 darf das Medikament nur von Ärzten verordnet werden, die beim Hersteller per Unterschrift ihr Einverständnis mit den »Richtlinien zur kontrollierten Anwendung« erklärt haben. Diese beinhalten folgende Vorschriften:

Clozapin ist bei der Behandlung von Psychosen nicht Medikament der ersten Wahl und darf erst verordnet werden, wenn unter mindestens zwei anderen Neuroleptika keine ausreichende Wirkung oder erhebliche Nebenwirkungen aufgetreten sind. Vor Beginn der Behandlung muss ein sogenanntes großes Blutbild* erstellt werden. In den ersten 18 Wochen der Clozapingabe müssen wöchentlich die weißen Blutkörperchen (Leukozyten) bestimmt werden. Ab der 19. Behandlungswoche ist dies alle vier Wochen erforderlich. Wenn die festgelegten Grenzwerte für Leukozyten unterschritten werden, muss Clozapin abgesetzt werden. Das größte Risiko einer Agranulozytose* besteht zwischen der 6. und 16. Behandlungswoche. Stellt man bei Ihnen ein Absinken der Werte unter eine bestimmte Grenze fest, müssen Sie das Medikament absetzen und sich in internistische Mitbehandlung begeben, damit beginnende Infektionen frühzeitig entdeckt und behandelt werden können.

Wenn Sie ein vorgeschädigtes Herz haben, zum Beispiel durch Herzinfarkt oder Herzmuskelentzündung, kommt eine Einstellung auf Clozapin eher nicht infrage. Wenn Sie während der Behandlung unter Symptomen von Herzschwäche leiden, ist eine sofortige kardiologische Abklärung erforderlich.

Darüber hinaus treten auch noch andere Nebenwirkungen auf, insbesondere Gewichtszunahme. Die Kombinationsbehandlung mit diversen Medikamenten, u. a. Benzodiazepinen* und Medikamenten, die ebenso wie Clozapin die Blutbildung stören können, bedarf der besonderen Überwachung. Dies sollten Sie im Einzelnen mit Ihrer behandelnden Ärztin oder Ihrem behandelnden Arzt abklären.

Flupentixol (Fluanxol®)

ist ein typisches Neuroleptikum und gehört zu den am weitesten verbreiteten hochpotenten Neuroleptika. Im Handel sind die orale Form als Tabletten und Tropfen sowie Lösungen zur Depotmedikation in zwei verschiedenen Konzentrationen (zweiprozentig und zehnprozentig). Das Medikament wirkt in den üblichen Dosierungen nicht dämpfend, die antipsychotische Wirkung tritt erst nach ca. vier bis fünf Tagen ein. Bei einer oralen Tagesdosis von 5 bis 15 mg können Sie in der Regel eine ausreichende antipsychotische Wirkung erwarten. Bei höheren Dosierungen kommt es zu einem deutlichen Anstieg der unerwünschten Wirkungen. Die Dosis der Depot-Gabe sollte bei 1 bis 2 ml der zweiprozentigen Lösung alle 14 Tage liegen. Es gibt auch eine zehnprozentige Depot-Lösung, die allerdings mit vermehrten unerwünschten Wirkungen wie Bewegungshemmung, schwerer Antriebsstörung und formalen Denkstörungen einhergeht. Obwohl das Medikament damit beworben wird, auch antidepressiv wirksam zu sein, beschreiben Betroffene eher typische depressionsverstärkende Wirkungen.

Fluphenazin (Dapotum®, Lyogen®)

ist ein typisches Neuroleptikum. Es ist hochpotent und liegt in oraler Form als Tabletten sowie als Injektionslösung zur intravenösen Behandlung und als Depotpräparat vor. Die übliche Tagesdosis bei oraler Medikation liegt zwischen 5 und 20 mg zur

Akutbehandlung, bei Langzeitverordnung entsprechend niedriger. Das Depot wird in einer Dosierung von 6,25 bis 25 mg alle zwei bis vier Wochen verabreicht. Die antipsychotische Wirkung tritt verzögert nach vier bis fünf Tagen ein. Das Medikament ist in den üblichen Dosierungen nicht dämpfend, es verursacht an unerwünschten Wirkungen hauptsächlich Krämpfe, motorische Hemmung, Antriebsstörung und formale Denkstörungen.

Fluspirilen (Imap®)

ist ein typisches Neuroleptikum. Es ist hochpotent. Die Halbwertzeit* ist mit einer Woche sehr lang, weshalb das Medikament als Depotspritze verabreicht wird. Die übliche wöchentliche Dosierung zur Psychosebehandlung liegt bei 2 bis 8 mg intramuskulär. Fluspirilen gehört zu den Neuroleptika, die von Nichtpsychiatern gerne bei verschiedenen Befindlichkeitsstörungen, für die sich keine organischen Ursachen finden lassen, verordnet werden. Diese Anwendung ist kritisch zu sehen, da es sich bei dem Medikament um ein Neuroleptikum handelt, das schwere Spätschäden verursachen kann. Zudem werden die Patienten in der Regel nicht darüber aufgeklärt, dass es sich bei dem Mittel nicht, wie oft umschrieben, um eine »Aufbaukur« handelt, sondern um ein Medikament zur Behandlung von Psychosen.

Haloperidol (Haldol®)

ist ein typisches Neuroleptikum und gehört zu den am weitesten verbreiteten hochpotenten Neuroleptika. Im Handel sind sowohl Tabletten und Tropfen als auch Lösungen zur intramuskulären Injektion als Akut- und Depotmedikation. Das Medikament wirkt in den üblichen Dosierungen nicht dämpfend, die antipsychotische Wirkung tritt erst nach ca. vier bis fünf Tagen ein. Bei einer oralen Tagesdosis von 5 bis 8 mg ist mit einer ausreichenden Wirkung zu rechnen. Die intramuskuläre Einmaldosis in akuten psychotischen Krisen beträgt 5 mg. Als Depot-Neuroleptikum zur Prophylaxe sind Gaben von 25 bis 150 mg alle vier Wochen üblich. Je höher die Dosis gewählt wird, desto mehr der üblichen unerwünschten Wirkungen wie Krämpfe, Bewegungs- und Denkhemmung sowie Bewegungsunruhe treten auf. Außerdem bestehen bei hohen Dosierungen erhebliche Risiken für Herz-Kreislauf-Störungen, weshalb eine entsprechende medizinische Überwachung erforderlich ist.

Levomepromazin (Neurocil®)
ist ein typisches Neuroleptikum, niederpotent und wegen seiner stark dämpfenden Wirkung in der stationären Akutpsychiatrie häufig im Einsatz. Im Handel sind Tabletten und Tropfen sowie eine Injektionslösung zur intramuskulären Behandlung. Es ist in sehr unterschiedlicher Dosis wirksam, abhängig von der jeweiligen psychischen Verfassung des Betroffenen. Je nachdem, wie aufgewühlt und erregt Sie sich fühlen, sind Einzeldosierungen zwischen 15 und 100 mg üblich. Bei großer Erregung und Anspannung wird die Tagesdosierung in der Akutphase bis 300 mg gesteigert. Mit einer Wirkung können Sie nach ca. 20 bis 30 Minuten rechnen. Es muss kein gleichmäßiger Medikamentenspiegel erreicht werden, damit Levomepromazin wirken kann. Somit können Sie es als Bedarfsarznei einsetzen. Zu beachten ist, dass Levomepromazin sehr müde macht, die Verkehrstüchtigkeit einschränkt, den Blutdruck erheblich senken sowie Schwindel auslösen kann. Bei hohen Dosierungen wird Einnässen beobachtet. Aufgrund seiner Wirkungen sollte es vorrangig in der Akutbehandlung eingesetzt werden.

Melperon (Eunerpan®)

ist ein typisches Neuroleptikum. Es ist niederpotent und somit dämpfend. Zur oralen Behandlung sind Tabletten und Saft, zur intramuskulären Gabe eine Injektionslösung im Handel. Es ist in sehr unterschiedlicher Dosis wirksam, je nachdem, wie aufgewühlt Sie sind, genügen Ihnen 25 mg, um zur Ruhe zu kommen, oder Sie müssen bis zu 100 mg oder sogar mehr einnehmen, um sich zu beruhigen. Die Wirkung tritt nach ca. 30 Minuten ein. Eine Tageshöchstdosis von 400 mg (bei älteren Menschen deutlich weniger) sollten Sie nicht überschreiten. Es muss kein gleichmäßiger Medikamentenspiegel erreicht werden, damit Melperon wirken kann. Somit ist das Medikament als Bedarfsarznei geeignet. Es beeinträchtigt Ihre Verkehrstüchtigkeit, führt zu Müdigkeit und kann in hohen Dosierungen Schwindel hervorrufen. Im Gegensatz zu einigen anderen niederpotenten Neuroleptika ist Melperon verträglicher für den Kreislauf, weshalb es, wenn nötig, in der Gerontopsychiatrie* als Mittel der Wahl gilt. Als einziges Neuroleptikum senkt es die sogenannte Krampfschwelle nicht, das heißt, die Gefahr eines epileptischen Anfalls steigt unter der Behandlung nicht an. EPS* treten nur sehr selten auf.

Olanzapin (Zyprexa®, Zypadhera®)

ist ein atypisches Neuroleptikum im weiteren Sinne und mittel- bis hochpotent. Es liegt zur oralen Medikation in Tablettenform sowie zur intramuskulären Injektion vor. Die antipsychotische Wirkung tritt verzögert nach vier bis fünf Tagen ein. Übliche Dosierungen sind 2,5 bis 20 mg pro Tag, wobei im Dosisbereich über 10 mg vermehrt mit unerwünschten Wirkungen zu rechnen ist und sich in einer Studie zur Akutbehandlung eine verbesserte Wirkung zwischen 10 und 40 mg nicht gezeigt hat. Zu den unerwünschten Wirkungen gehören u. a. Sedierung*, Erhöhung der Blutfettwerte, Gewichtszunahme und das Auslösen eines Diabetes mellitus*, weshalb Sie regelmäßig entsprechende Kontrollen durchführen lassen sollten.

Olanzapinpamoat (Zypadhera®) ist eine Depotform von Olanzapin und seit 2010 auf dem Markt. Zur Prophylaxe sind Gaben von 150 bis 210 mg alle zwei Wochen oder 300 bis 405 mg alle vier Wochen möglich. Vorher muss eine orale Behandlung mit Olanzapin erfolgen. Da es nach der Depotinjektion zu akuten Zeichen einer Überdosierung kommen kann, ist vorgeschrieben, dass eine dreistündige Überwachung in einer geeigneten medizinischen Einrichtung erfolgt. Dies ist aus unserer Sicht in vielen Fällen nicht praktikabel, daher sollte Zypadhera® nur in sehr gut begründeten Ausnahmefällen Anwendung finden.

Paliperidon (Invega®, Xeplion®)

ist ein atypisches Neuroleptikum im weiteren Sinne. Die chemisch eng verwandte Substanz Risperidon wird im Körper in Paliperidon umgewandelt und wirkt erst nach dieser Umwandlung. Für Paliperidon sind daher die gleichen erwünschten und unerwünschten Wirkungen zu erwarten wie bei Risperidon (siehe dort). Die empfohlenen Dosierungen liegen zwischen 3 und 12 mg pro Tag. Die Krankenkassen bezahlen seit einiger Zeit nur noch rund 10 Prozent des Apothekenpreises.

Seit 2011 ist Paliperidon auch als Depot-Neuroleptikum (Xeplion®) auf dem Markt. Es wird nach der Aufdosierungsphase in einer Dosis zwischen 25 und 75 (maximal 150) mg alle vier Wochen verabreicht.

Perazin (Taxilan®)

ist ein typisches und mittelpotentes Neuroleptikum mit nicht sehr ausgeprägter dämpfender Wirkung. Es ist als orales Medikament in Tabletten- und Tropfenform im Handel, außerdem gibt es eine Injektionslösung zur intramuskulären Gabe. Die übliche Behandlungsdosis liegt zwischen 75 und 600 mg am Tag, wobei der antipsychotische Wirkungseintritt verzögert nach vier bis fünf Tagen beginnt. Im Vergleich zu den neueren atypischen Neuroleptika ist in der Praxis kein wesentlicher Nachteil bei der Behandlung mit Perazin zu sehen, wobei die üblichen unerwünschten Wirkungen auch hier auftreten.

Perphenazin (Decentan®)

zählt zu den typischen Neuroleptika, es ist mittel- bis hochpotent. Es ist als orale Medikation in Tabletten- und Tropfenform im Handel. Die Dosis der oralen Behandlung liegt bei 4 bis 16 mg täglich. Unter diesem Medikament treten die üblichen unerwünschten Wirkungen auf wie Krämpfe, Antriebslosigkeit und Hemmung des Denkens, jedoch ist es im Vergleich mit höherpotenten Neuroleptika im Alltag mit weniger Einschränkungen verbunden. In einer großen, unabhängig finanzierten Studie (Liebermann et al. 2005) war es atypischen Neuroleptika in der Verträglichkeit gleichwertig.

Pimozid (Orap®)

ist ein typisches Neuroleptikum und gehört zu den hochpotenten Mitteln. Es ist zur oralen Behandlung in Tablettenform im Handel. Bei einer Tagesdosis von 1 bis 8 mg tritt die Wirkung verzögert nach sieben bis acht Tagen ein, deshalb sollte das Medikament langsam eindosiert werden und die Dosis nur einmal wöchentlich erhöht werden. Es besteht neben den üblichen unerwünschten Wirkungen auch eine erhöhte Gefahr der Herzschädigung, weshalb häufige EKG-Kontrollen erforderlich sind.

Pipamperon (Dipiperon®)

ist ein typisches Neuroleptikum. Es ist niederpotent und somit dämpfend in seiner Wirkung. Zur oralen Behandlung sind Tabletten und Saft im Handel. Es ist in sehr unterschiedlicher Dosis wirksam; manchen Patienten genügen 20 mg, um zur Ruhe zu kommen, andere mit schweren Erregungszuständen benötigen bis zu 80 mg oder sogar mehr, um sich zu beruhigen. Im Gegensatz zu einigen anderen niederpotenten Neuroleptika ist Pipamperon verträglicher für den Kreislauf, weshalb es, wenn nötig, in der Gerontopsychiatrie* als Mittel der Wahl gilt. Die Wirkung tritt nach ca. 30 bis 50 Minuten ein. Es muss kein gleichmäßiger Medikamentenspiegel erreicht werden, damit Pipamperon wirken kann. Somit ist das Medikament als Bedarfsarznei geeignet. Es beeinträchtigt Ihre Verkehrstüchtigkeit, führt zu Müdigkeit und kann in hohen Dosierungen Schwindel hervorrufen.

Promethazin (Atosil®)

hat eine dämpfende Wirkung, eine antipsychotische Wirkung besitzt es nicht. Im Handel sind Tabletten und Tropfen zur oralen Medikation sowie Injektionslösungen zur intramuskulären und (verdünnt mit Kochsalzlösung) auch zur intravenösen Gabe. Es ist in sehr unterschiedlicher Dosis wirksam; manchen Patienten genügen 15 mg, um zur Ruhe zu kommen, andere müssen 100 mg oder sogar mehr einnehmen, um sich zu beruhigen. Der Wirkungseintritt ist nach ca. 20 bis 30 Minuten zu erwarten, es muss kein gleichmäßiger Medikamentenspiegel erreicht werden. Somit ist das Medikament als Bedarfsarznei geeignet. Zu beachten ist, dass Promethazin müde macht, die Verkehrstüchtigkeit einschränkt, den Blutdruck senken und schwindelig machen kann. Da es zu einer recht guten Schmerzdistanzierung führt, kann es in der Schmerztherapie eingesetzt werden, um die Dosierung anderer Schmerzmittel niedrig zu halten. Darüber hinaus kann es gegen Allergien eingesetzt werden.

Prothipendyl (Dominal®)

ist ein typisches Neuroleptikum. Es gehört zu den niederpotenten Neuroleptika und dient in der Psychosebehandlung lediglich zur Dämpfung und als Einschlafmittel. Es gibt Tabletten und Tropfen zur oralen Medikation und eine Injektionslösung zur intramuskulären Verabreichung. Die übliche Dosierung bei Ein- und Durchschlafstörungen liegt bei 40 bis 80 mg. Prothipendyl schränkt die Verkehrstüchtigkeit ein, kann den Blutdruck senken und zu Schwindel führen.

Quetiapin (Seroquel®)

ist ein atypisches Neuroleptikum im weiteren Sinne. Es ist mittelpotent mit einer dämpfenden Wirkkomponente. Zur oralen Behandlung sind Tabletten im Handel. Die antipsychotische Wirkung tritt im Gegensatz zur rasch eintretenden Dämpfung erst nach vier bis fünf Tagen ein. Die übliche Tagesdosis liegt bei 150 bis 450 mg, zur Akutbehandlung eventuell deutlich höher. Sie sollten die Dosis möglichst auf zwei Einnahmezeitpunkte verteilen. Eine Einschränkung der Verkehrstüchtigkeit und des

Reaktionsvermögens sind zu beachten. Darüber hinaus ist je nach Dosierung mit den üblichen unerwünschten Wirkungen zu rechnen.

Risperidon (Risperdal®, Risperdal Consta®)

ist ein atypisches Neuroleptikum im weiteren Sinne. Zur oralen Medikation liegen sowohl Tabletten als auch eine Lösung vor. Die antipsychotische Wirkung beginnt nach vier bis fünf Tagen. Das Medikament ist in den üblichen oralen Dosierungen von 2 bis 4 mg am Tag nicht dämpfend, wohingegen Dosierungen über 4 mg bei vielen Patienten zu Bewegungsunruhe führen, Potenzstörungen verursachen und Denkstörungen verstärken.
Risperidon gibt es auch als Injektionslösung zur intramuskulären Depot-Behandlung (Risperdal Consta®). Es muss im Kühlschrank aufbewahrt werden. Jede Depotinjektion entfaltet ihre Wirkung mit einer Verzögerung von drei bis vier Wochen. Deswegen muss bei einer Neueinstellung die vorangegangene orale Medikation noch mindestens für diesen Zeitraum fortgesetzt werden. Dies macht die Einstellung auf das Depotpräparat komplizierter als bei anderen Medikamenten.

Sertindol (Serdolect®)

ist ein atypisches Neuroleptikum im weiteren Sinne. Es liegt zur oralen Behandlung in Tablettenform vor. Die Dosis wird, schrittweise beginnend mit 4 mg, alle 4–5 Tage auf 12 bis 20 mg erhöht. Da es unter der Behandlung zu Veränderungen am Herzen kommen kann, sollten Sie Sertindol nicht als Medikament der ersten Wahl einnehmen und unter der Anwendung die empfohlenen EKG-Kontrollen durchführen. Wenn Sie Herzrhythmusstörungen haben und bereits entsprechende Medikamente vom Internisten oder Hausarzt bekommen, müssen Sie dies unbedingt mit Ihrer Psychiaterin besprechen.

Sulpirid (Dogmatil®)

gehört eigentlich zu den typischen Neuroleptika, als Vorläufer des Amisulprid kann man es jedoch auch als atypisch bezeichnen. Es ist niedrig- bis mittelpotent und liegt als orales Medikament in Tabletten- und Tropfenform sowie als Injektionslösung zur intramuskulären Gabe vor. In den üblichen Dosierungen von 300 bis 800 mg ist es im Allgemeinen recht gut verträglich, allerdings zur Behandlung von schwereren Erkrankungsphasen nicht geeignet. Sulpirid gehört zu den Neuroleptika, die von Nichtpsychiatern gerne bei verschiedenen Befindlichkeitsstörungen, für die sich keine organischen Ursachen finden lassen, verordnet werden. Diese relativ gängige Praxis ist kritisch zu sehen. Da es sich bei dem Medikament um ein Neuroleptikum handelt, besteht das übliche Risiko für Spätschäden.

Thioridazin (Melleril®)

ist ein typisches Neuroleptikum und gehört zu den niederpotenten Neuroleptika. Es liegt zur oralen Behandlung in Tabletten- und Tropfenform vor. Die übliche Dosierung bewegt sich zwischen 25 und 200 mg. Da es viele Alternativen gibt, ist die Einnahme von Thioridazin wegen der möglicherweise schweren Nebenwirkungen am Herzen heute nicht mehr empfehlenswert.

Ziprasidon (Zeldox®)

ist ein atypisches Neuroleptikum im weiteren Sinne und mittelpotent. Es befinden sich Tabletten zur oralen Medikation und zudem eine Injektionslösung im Handel. Die empfohlene Tagesdosis liegt bei 80 bis 160 mg. EKG-Kontrollen werden empfohlen. Sie sollten das Medikament immer zu den Mahlzeiten einnehmen. Bezüglich der unerwünschten Wirkungen zeigt sich positiv, dass es deutlich seltener zu Gewichtszunahmen kommt.

Zuclopenthixol (Ciatyl-Z®)

zählt zu den typischen Neuroleptika und ist mittelpotent mit einer stark dämpfenden Wirkung. Im Handel sind die orale Medikation in Tabletten- und Tropfenform sowie eine Injektionslösung zur intramuskulären Gabe als Depot-Medikament. Die Tagesdosis einer oralen Behandlung liegt je nach Krankheitsphase zwischen 5 und 50 mg, bei höherer Dosierung ist mit erheblichen unerwünschten Wirkungen zu rechnen. Die dämpfende Wirkung des Medikamentes tritt relativ schnell nach ca. einer halben Stunde ein, wohingegen die antipsychotische Wirkung erst nach einigen Tagen eintritt, wenn das Mittel weiter eingenommen wird. Die Depotmedikation liegt bei einer Dosis von 100 bis 400 mg intramuskulär alle zwei bis drei Wochen. Eine pharmakologische Sonderform, Ciatyl-Z Acuphase®, ein Drei-Tage-Depotpräparat, ist praktisch nur in der stationären Akutpsychiatrie gebräuchlich, da es stark dämpft und relativ ausgeprägte unerwünschte Wirkungen zeigt, wie Krämpfe, Müdigkeit, Schwindel, Antriebslosigkeit, Denkhemmung und depressive Verstimmung.

Neben den bisher vorgestellten vier großen Gruppen gibt es einige weitere Medikamente, die auf das seelische Erleben wirken und in der Psychiatrie zur Behandlung eingesetzt werden. Diese stellen wir Ihnen in den folgenden kurzen Kapiteln vor.

Zunächst soll es um Substanzen gehen, die Ihnen empfohlen werden könnten, wenn Sie von einer Substanz nicht loskommen, die Ihren Körper und Ihre Psyche erheblich gefährden oder schädigen kann – wenn Sie also an einer »stoffgebundenen Sucht« leiden.

Alkohol

Behandlung der Entzugserscheinungen

Wenn Alkohol nach längerem Gebrauch abrupt abgesetzt wird, kann es zu leichten oder schweren Entzugssymptomen kommen, die von Erhöhung des Blutdrucks und Pulsbeschleunigung, Unruhe, Ängsten, Schlafstörungen, Übelkeit und Erbrechen bis zu epileptischen Krampfanfällen und Delir* reichen.

Clomethiazol (Distraneurin®)
ist das Standardmedikament zur Unterdrückung dieser Symptomatik. Wenn mit Entzugserscheinungen zu rechnen ist, erhalten Sie Clomethiazol als Kapseln, Saft oder Infusion in schrittweise reduzierter Dosierung so lange, bis der Körper die Umstellung auf einen »trockenen« Zustand geschafft hat. Das dauert in der Regel maximal zehn Tage. Da Clomethiazol selbst

Abhängigkeit und Sucht hervorrufen kann, sollten Sie es niemals ambulant verwenden; wer von seinem Arzt ein Clomethiazol-Rezept zum Entzug »auf eigene Faust« in der häuslichen Umgebung bekommt, läuft Gefahr, dadurch in eine Doppel-Abhängigkeit zu geraten: von Alkohol und von Clomethiazol.

Clomethiazol wirkt auch als Schlafmittel, allerdings mit recht kurzer Wirkdauer. Es wird darum noch gelegentlich bei alten Menschen als eine Alternative zu Benzodiazepinen* verwendet. Wegen des Abhängigkeitsrisikos sollte seine Einnahme aber gut überlegt und abgewogen werden.

Clomethiazol kann die Atmung negativ beeinflussen und zu einer vermehrten Schleimproduktion der Bronchien führen.

Statt Clomethiazol könnten Sie auch Benzodiazepine erhalten; allerdings sind sie zur Behandlung des Alkoholentzugssyndroms trotz guter Behandlungsergebnisse offiziell nicht zugelassen. Weitere Alternativen sind Carbamazepin (Tegretal® u.a.) und eventuell Valproinsäure (Ergenyl®, Orfiril®). Informationen zu diesen Medikamenten finden Sie in den entsprechenden Kapiteln. Auch das Bluthochdruckmittel Clonidin (Catapresan®), das wir Ihnen weiter unten im Zusammenhang mit dem Opiat*-Entzug vorstellen, wird gelegentlich eingesetzt.

Unterstützung der Abstinenz

Um nach Entgiftung und Entwöhnung »trocken« zu bleiben, können Sie von den drei nachfolgend beschriebenen Substanzen Gebrauch machen. Sie ersetzen aber weder therapeutische Angebote oder Selbsthilfegruppen noch die eigene Anstrengung!

Acamprosat (Campral®)

ist eine »Anti-Craving-Substanz«, also ein Medikament, das dem Craving, dem Verlangen des Körpers nach der Einnahme von Suchtstoffen, insbesondere nach Alkohol, entgegenwirken soll. Diese Wirkung ist keinesfalls so stark, dass Sie alleine durch die Einnahme von Acamprosat frei von jeder Alkoholgefährdung wären. Im Rahmen eines Gesamtentwöhnungsplans kann Acamprosat aber unter Umständen eine gewisse Hilfe sein. Zur Entzugsbehandlung eignet sich diese Substanz – im Gegensatz zu Clomethiazol – nicht.

Naltrexon (Adepend®)

ist eigentlich ein Gegenspieler der Opiate* (Heroin u.a.) und wird darum weiter unten näher dargestellt. Seit Kurzem ist es unter dem Markennamen Adepend® auch zur unterstützenden Behandlung in der Alkoholabstinenz zugelassen, es mindert ähnlich wie Acamprosat das Verlangen nach Alkohol.

Naltrexon und Acamprosat können auch kombiniert eingesetzt werden, der Nutzen dieser Kombination ist aber umstritten.

Disulfiram (Antabus®)

wurde früher häufiger eingesetzt, um Alkoholabhängigen die Abstinenz zu ermöglichen. Wenn Sie unter der Wirkung von Disulfiram Alkohol zu sich nehmen, kommt es zu einer Vielzahl sehr unangenehmer Körperreaktionen, u.a. zu Übelkeit und Erbrechen, Kopfschmerzen, Herzrasen und Angst. Da diese Wirkungen, die mehrere Stunden anhalten, zu gefährlichen Komplikationen führen können, wird Disulfiram nur in Ausnahmefällen verwendet. Sie sollten die Einnahme sorgfältig abwägen und mit Ihrem Arzt besprechen.

Zu den Opiaten gehören Morphin und seine chemischen Verwandten, insbesondere Heroin (Diacetylmorphin), das stärkste Suchtmittel aus dieser Gruppe. Weil es vielen Opiatabhängigen schwer oder nahezu unmöglich erscheint, davon ganz loszukommen, gibt es neben der Entzugsbehandlung und Abstinenzunterstützung auch die Substitutionsbehandlung. Es handelt sich dabei um eine feste Verordnung von Methadon oder Buprenorphin (s. u.), die (zunächst) unter Aufsicht in einer zugelassenen Arztpraxis eingenommen werden, ergänzt durch psychosoziale Begleitung. Diese Substitutionsbehandlung kann Monate oder sogar Jahre dauern, sie hilft vielen Menschen, nach langer Abhängigkeit von Heroin oder anderen Opiaten wieder in ein mehr oder weniger normales Leben zurückzufinden.

Allerdings greifen nicht wenige Teilnehmer solcher Substitutionsprogramme neben der Methadon-Einnahme weiterhin zu Opiaten und anderen Drogen (»Beikonsum«). Trotzdem ist der Nutzen der Substitution mit (Levo-) Methadon oder auch Buprenorphin inzwischen weitgehend akzeptiert.

Neuerdings wird sogar Heroin – unter dem Namen Diamorphin – für spezielle Patientengruppen zur Substitution eingesetzt.

Clonidin (Catapresan®)

ist vor allem ein Medikament gegen zu hohen Blutdruck. In der Psychiatrie wird es verwendet zur Unterdrückung der Beschwerden beim abrupten Entzug von Opiaten, neuerdings auch zur Unterstützung der Alkoholabstinenz (s. o.). Die Dosierung erfolgt im Krankenhaus nach den Erfordernissen des Einzelfalls. Da Clonidin nur einen Teil der Opiat-Entzugssymtome unterdrückt, werden meist noch weitere Medikamente hinzugenommen, zum Beispiel gegen Übelkeit und Bauchkrämpfe, Verdauungsstörungen, Muskelschmerzen oder gegen Unruhe und Schlafstörungen. Unter Clonidin kann es zu erheblichen Blutdruckschwankungen kommen. Wegen dieser Risiken und der hohen Abbruchrate ziehen Ärzte und Patienten eine »opiatgestützte Entzugsbehandlung« mit Methadon oder Buprenorphin meist vor, der Einsatz von Clonidin gilt als Ausnahmebehandlung.

Methadon (Methaddict®) und Levomethadon (L-Polamidon®)
sind die bekanntesten Substanzen in der Substitutionsbehandlung der Opiatabhängigkeit. Sie unterscheiden sich voneinander nur geringfügig: Methadon ist ein Gemisch aus einer wirksamen und einer unwirksamen Molekülform, Levomethadon ist der wirksame Bestandteil dieses Gemischs. Darum benötigt man von Levomethadon jeweils nur die halbe Menge, um die gleichen Wirkungen wie mit Methadon zu erzielen.
Es handelt sich um schwach wirksame Opiate, die im Gegensatz zu den starken Opiaten (insbesondere Heroin) keine ausgeprägte Euphorie erzeugen, aber mit den »Opiatrezeptoren« des Körpers in ähnlicher Weise reagieren wie diese. Deswegen eignen sie sich zur Entgiftungsbehandlung: Heroin oder Morphin werden durch (Levo-)Methadon ersetzt, so dass Entzugserscheinungen vermieden werden können. Im zweiten Schritt kann dann die Dosis schrittweise reduziert werden.
Außerdem kann es unter kontrollierter weiterer Einnahme von (Levo-) Methadon im Rahmen einer Substitutionsbehandlung

gelingen, ein geordnetes Leben ohne Heroin, aber auch ohne Entzugserscheinungen zu führen.
Sie sollten Methadon oder Levomethadon nicht mit anderen sedierenden (dämpfenden) Substanzen kombinieren, etwa mit Benzodiazepinen*, bestimmten Antidepressiva oder Neuroleptika, weil es mit diesen sedierenden Substanzen überschießend zusammenwirken kann, unter Umständen mit lebensgefährlichen Folgen. Vorsicht ist außerdem bei der Kombination mit starken Schmerzmitteln, Opiatantagonisten (z.B. Naltrexon), MAO-Hemmern* und bestimmten Medikamenten gegen Herzrhythmusstörungen geboten. Wechselwirkungen sind mit etlichen weiteren Medikamenten zu erwarten, im Sinne gegenseitiger Wirkungsverstärkung oder -abschwächung.

Buprenorphin (Subutex®)

greift im Körper in komplexer Weise in den Opiat-Stoffwechsel ein, teils wie ein Opiat*, teils als Gegenspieler der Opiat-Wirkung. Es kann Opiatabhängigen ähnlich wie Methadon (s.o.) helfen, den Entzug zu überstehen und auch danach ohne Zufuhr von Opiaten körperlich und seelisch stabil zu bleiben, und wird deswegen im Rahmen von Entgiftungs- und Substitutionsbehandlungen eingesetzt. Die Tagesdosis liegt meist zwischen 6 und 12 mg, im Einzelfall auch deutlich höher. Die Wirkung wird meist »nüchterner« erlebt als bei Methadon.
Sie sollten Buprenorphin nicht mit anderen sedierenden (dämpfenden) Substanzen kombinieren, etwa mit Benzodiazepinen, bestimmten Antidepressiva oder Neuroleptika, weil es mit diesen sedierenden Substanzen überschießend zusammenwirken kann, unter Umständen mit lebensgefährlichen Folgen. Vorsicht ist außerdem bei der Kombination mit Opiatantagonisten

(z. B. Naltrexon), mit MAO-Hemmern* und einigen Medikamenten gegen Herzrhythmusstörungen geboten. Wechselwirkungen sind mit etlichen weiteren Medikamenten zu erwarten, im Sinne gegenseitiger Wirkungsverstärkung oder -abschwächung.

Naltrexon (Nemexin®)

ist ein Opiatantagonist, das heißt, es wirkt im Körper den Opiaten entgegen. Deswegen kann es bei der Entwöhnung von Opiaten eine Hilfe sein, allerdings – ähnlich wie Acamprosat bei Alkoholproblemen – nur im Rahmen eines Gesamt-Behandlungsplans. Die übliche Dosis beträgt 50 mg (1 Tablette) pro Tag.

Wenn Sie Nemexin® einnehmen, müssen Sie unbedingt wissen, dass die gleichzeitige Einnahme oder die Selbstverabreichung hoher Opiatdosen lebensgefährlich sein kann. Das gilt auch für Methadon, Levomethadon und Buprenorphin. Ebenso gefährlich ist die Selbstverabreichung von Opiaten nach Absetzen des Naltrexon, dann können schon geringe Opiatmengen zu lebensgefährlicher Einschränkung der Spontanatmung mit Herz-Kreislauf-Stillstand führen.

Weitere illegale Drogen

Für die Behandlung von Entzugssymptomen oder die Unterstützung der Abstinenz von Kokain, Amphetaminen, Ecstasy u. Ä., Halluzinogenen (LSD, diversen Pilzgiften) sowie Cannabis gibt es keine spezifischen medikamentösen Behandlungen. Wenn Sie im Zusammenhang mit einer Abhängigkeit von diesen Substanzen beispielsweise an depressiven, psychotischen, ängstlichen oder anderen Beeinträchtigungen leiden, kann Ihr Arzt Ihnen Psychopharmaka nach den ansonsten üblichen Regeln verordnen. Nähere Informationen dazu finden Sie in den entsprechenden Kapiteln.

Nikotin

Wenn Sie das Rauchen aufgeben wollen, ist eine psychotherapeutische Unterstützung bei Weitem wichtiger als die Einnahme von Medikamenten. Wenn Sie Pharmaka zu Hilfe nehmen wollen, können Sie während des Absetzens vielleicht von Nikotinpflastern oder -kaugummis profitieren, die Ihnen zunächst helfen, alle Gewohnheiten aufzugeben, die mit dem Rauchen verbunden waren, ohne dass Sie gleichzeitig mit Entzugserscheinungen fertig werden müssen. Diese Arzneimittel können Sie dann im zweiten Schritt »ausschleichen«, also mit schrittweise reduzierter Nikotindosis allmählich absetzen.

Darüber hinaus stehen zwei Psychopharmaka als Alternativen zur Verfügung.

Vareniclin (Champix®)

können Sie in der empfohlenen Dosierung von 2 mg täglich (in den ersten Tagen weniger) etwa ein Vierteljahr lang einnehmen, eventuell auch länger. Unerwünschte Wirkungen (Schlafstörungen, Übelkeit, Kopfschmerzen) sind allerdings relativ häufig. Es kann auch zu starken Stimmungsschwankungen kommen, möglicherweise sogar zu Suizidideen; wahrscheinlich hängen diese aber mit dem Nikotinentzug selbst zusammen und sind nicht spezifisch dem Vareniclin zuzuordnen.

Bupropion (Zyban®)

ist ein Antidepressivum (unter dem Markennamen Elontril®) und wird im entsprechenden Kapitel besprochen. Gelegentlich wird es aber auch unter dem Markennamen Zyban® als »Entwöhnungshilfe« eingesetzt für Menschen, die mit dem Tabakrauchen aufhören wollen. Es kann – insbesondere in Kombination mit Neuroleptika, Antidepressiva oder anderen Substanzen – die Krampfschwelle herabsetzen, also zur Auslösung epileptischer Krampfanfälle beitragen sowie Pulsfrequenz und Blutdruck erhöhen. Wegen dieser Risiken gilt es als »Mittel der zweiten Wahl« gegenüber Nikotinersatzstoffen und Vareniclin. Die empfohlene Dosierung beträgt maximal 300 mg pro Tag über sieben bis neun Wochen.

Die Aufmerksamkeitsdefizitstörung ohne (ADS) oder mit Hyperaktivität (ADHS) wird vor allem bei Kindern und Jugendlichen diagnostiziert; wichtigste Auffälligkeiten sind Aufmerksamkeits- und Konzentrationsstörungen, impulsive Handlungen und eine stark gesteigerte Aktivität und Ruhelosigkeit. Die Diagnose wird in den letzten Jahren immer häufiger und zum Teil unkritisch gestellt; die Verordnung der unten beschriebenen Medikamente hat sich entsprechend vervielfacht. Gerade bei den Aufmerksamkeitsdefizitstörungen beobachten wir mit Sorge die Tendenz, sich auf eine medikamentöse Behandlung zu beschränken und die Beratung oder Psychotherapie der Patienten und Angehörigen zu vernachlässigen. Das ist umso fataler, weil das Risiko einer Abhängigkeit und Sucht besteht (s. u.).

In den letzten Jahren wird die Diagnose AD(H)S immer häufiger auch bei Erwachsenen gestellt. Daraus folgt dann ebenfalls die Verordnung von Methylphenidat oder Atomoxetin, letzteres ist allerdings für die Behandlung von Erwachsenen bisher nicht offiziell zugelassen. Ob diese Behandlungsmöglichkeit eindeutig wirksam ist und breiter eingesetzt werden sollte, kann noch nicht abschließend beurteilt werden.

Methylphenidat (Ritalin®, Concerta®)

Vor allem die seit langem bekannte Substanz Methylphenidat wird in diesen Fällen fast regelmäßig verordnet. Eigentlich handelt es sich dabei um eine stimulierende Substanz, die Wachheit und Leistungsbereitschaft steigert und Appetit und Schlafbedürfnis unterdrückt. Bei Menschen mit ADS oder ADHS bewirkt sie eher das Gegenteil: Sie werden unter Methylphenidat konzentrierter und aufnahmefähiger, die impulsive Hyperaktivität lässt nach. Der Mechanismus dieser positiven Wirkung ist bisher nicht bekannt. Methylphenidat gehört von der Wirkung her in die gleiche Gruppe wie Koffein und Kokain und hat deswegen auch ein vergleichbares Suchtpotenzial. Es unterliegt darum der Betäubungsmittel-Verschreibungsverordnung und sollte ausschließlich von Fachärzten verordnet werden.

Atomoxetin (Strattera®)

ist als Medikament zur Behandlung von Aufmerksamkeitsdefizitstörungen bei Kindern und Jugendlichen in Deutschland ebenfalls zugelassen. Die Wirkung beruht auf einer selektiven Noradrenalin-Wiederaufnahmehemmung, es handelt sich aber nicht um ein Antidepressivum. Die Substanz soll ohne Suchtrisiko sein, aber gehäuft zu affektiven* Störungen führen, die zum Teil mit erheblicher Aggressivität oder Selbsttötungstendenzen verbunden sind. Langzeitnutzen und -risiken sind bisher nicht ausreichend untersucht worden.

Dexamfetamin (Attentin®)

Als dritte Substanz ist dieses Amphetamin zur Behandlung des Aufmerksamkeitsdefizit-Hyperaktivitätssyndroms zugelassen worden, allerdings nur als »Mittel der letzten Reserve«, also dann, wenn die Mittel Methylphenidat und Atomoxetin wirkungslos geblieben sind. Allerdings sind die wissenschaftlichen Untersuchungen, durch welche die Wirksamkeit von Dexamfetamin belegt werden sollen, nicht aussagekräftig. Für die Anwendung bei Kindern und Jugendlichen liegen anscheinend gar keine Studien vor. Wir möchten Ihnen darum dringend raten, auf die Einnahme dieser Substanz zu verzichten.

Frauen, die Psychopharmaka nehmen, verbinden mit Schwangerschaft und Stillen besondere Ängste. Auf der einen Seite können sie auf eine Medikamentenbehandlung oft nicht gänzlich verzichten, andererseits erreichen die Medikamente auch das Kind. Doch mit welchen Folgen?

Den häufigsten Fragen nach der Anwendung von Psychopharmaka während der Schwangerschaft und während des Stillens wollen wir in diesem Kapitel nachgehen:

- Ich bin schwanger – welche Medikamente kann ich nehmen, ohne meinem Kind zu schaden? Und welche Medikamente verträgt mein Kind während der Stillzeit?
- Ich nehme ein Psychopharmakon – darf ich schwanger werden oder sollte ich verhüten? Darf ich mit dem Medikament stillen oder muss ich auf Flaschennahrung umstellen?
- Beeinflusst das Medikament, das ich zurzeit nehme, meine Empfängnisbereitschaft bzw. die Wirksamkeit der Pille?
- Unter der Einnahme von Psychopharmaka bin ich schwanger geworden – wie gefährlich sind die Medikamente für das Kind, kann ich die Schwangerschaft überhaupt fortsetzen?

Wir stellen Ihnen die bekannten Fakten zu diesen Fragen im Überblick dar. Dabei geben wir vor allem Hinweise zu der ersten Frage: Welche Psychopharmaka sind am besten für eine Einnahme während der Schwangerschaft oder während des Stillens geeignet?

Ob die Einnahme einer Substanz ein Risiko für Ihr Kind darstellt, hängt von vielen spezifischen Eigenschaften ab, u.a. davon, in welcher Konzentration sie aus Ihrem Blut in das Blut des ungeborenen Kindes oder in die Muttermilch übertritt.

Auch Medikamente mit gleicher oder ähnlicher Wirkung können sich in dieser Hinsicht stark voneinander unterscheiden. Darum ist es wichtig, aus jeder Wirkstoffgruppe jeweils das am besten untersuchte und sicherste Mittel auszuwählen.

Grundsätzlich stellen neu eingeführte Medikamente ein wesentlich größeres Risiko dar als lange bekannte Substanzen. Bei unseren Recherchen mussten wir allerdings feststellen, dass auch einige seit Jahrzehnten verwendete Standardsubstanzen hinsichtlich ihrer Wirkung auf das ungeborene Leben oder den gestillten Säugling niemals gründlich untersucht wurden.

Die Hinweise in Beipackzetteln oder Standardwerken wie der Roten Liste sind oft unzureichend oder irreführend. Dies liegt zum einen an den Verfassern – den Herstellern –, die ein verständliches Interesse nach größtmöglicher Absicherung gegen Haftungsrisiken haben. Zum anderen sind ihre Leser – die Ärzte – aber oft nicht ausreichend über dieses Thema informiert.

Aus Angst und Unkenntnis raten sie dann oft von einer Schwangerschaft oder vom Stillen ab. Auch manche Fachbuchautoren – etwa Benkert und Hippius – raten bei unklarer Datenlage vom Stillen ab. Dem entgegen steht aber der große körperliche und seelische Gewinn für Sie und Ihr Kind durch das Stillen. Darum empfehlen wir Ihnen, die Einnahme von Medikamenten auf unbedingt notwendige Verordnungen zu beschränken, um Ihr Kind möglichst stillen zu können. Die Internet-Seite www.embryotox.de gibt Ihnen differenzierte Empfehlungen, die Sie mit Ihrer Ärztin besprechen sollten.

Viele Psychopharmaka treten in die Muttermilch über, beispielsweise können Tranquilizer auch den Säugling sedieren*. Deswegen sollten Sie möglichst erst Ihr Kind stillen, bevor Sie das Medikament einnehmen.

Bei den üblichen Dosierungen liegen die Konzentrationen der Psychopharmaka in der Milch meist weit unterhalb der wirksamen Mengen, so dass sie Ihr Kind nicht beeinträchtigen. Bei langen Halbwertzeiten* und bei Dauermedikation ist allerdings eine Anhäufung im kindlichen Körper möglich, die sich dann doch kritisch auf den Säugling auswirken kann. Mehr erfahren Sie unten bei den einzelnen Medikamentengruppen.

Nachfolgend geben wir Ihnen Informationen zum Stand des Wissens über die Risiken einzelner Medikamente während der Schwangerschaft und Stillzeit sowie Hinweise zur Auswahl der am besten geeigneten Behandlung.

Antidepressiva

Antidepressiva in der Schwangerschaft

Sie sollten in der Schwangerschaft ein Antidepressivum nur dann einnehmen, wenn Sie gemeinsam mit Ihrer Ärztin zu dem Ergebnis kommen, dass Sie darauf angewiesen sind, um psychisch ausreichend stabil zu sein. Soweit nicht-medikamentöse Behandlungen helfen können, sind diese unbedingt vorzuziehen. Die gleichzeitige Einnahme mehrerer Antidepressiva sollten Sie vermeiden, weil dann die Risiken deutlich ansteigen.

Sollten Sie unerwartet schwanger geworden sein, ist die Einnahme von Antidepressiva kein Grund für einen Abbruch der Schwangerschaft! Eine sorgfältige medizinische Überwachung ist aber wünschenswert.

Das Risiko von Missbildungen des Embryos im ersten Drittel der Schwangerschaft ist unter den meisten Antidepressiva sehr gering. Dass tri- und tetrazyklische* Antidepressiva zu einer solchen Schädigung führen können, wurde nicht nachgewiesen, gilt aber auch nicht als gänzlich ausgeschlossen. Allerdings sind nicht alle Substanzen ausreichend untersucht worden. Deswegen sollte möglichst eine der folgenden, besser untersuchten Substanzen verordnet werden: Amitriptylin (Saroten®), Imipramin (Tofranil®) und Nortriptylin (Nortrilen®). Wegen geringer anticholinerger* Wirkungen (Verstopfung, Störungen beim Wasserlassen etc.) hat unter diesen Medikamenten das Nortriptylin gewisse Vorteile.

Unter einigen neueren Antidepressiva (SSRI* u.a.) sind in seltenen Fällen embryonale Schädigungen beobachtet worden. Insgesamt ist das Risiko einer Fruchtschädigung durch Antidepressiva aus der Gruppe der SSRI aber offensichtlich sehr gering. Wenn Ihnen ein SSRI während der Schwangerschaft neu verordnet wird, sollten Fluoxetin (Fluctin®), Paroxetin (Seroxat®)/Tagonis®) und Sertralin (Zoloft®) aus Vorsichtsgründen vermieden werden.

Die sonstigen Substanzen – Duloxetin (Cymbalta®), Mirtazapin (Remergil®), Reboxetin (Edronax®) und Venlafaxin (Trevilor®) – sind weniger gut oder gar nicht untersucht. Das gilt auch für Johanniskraut. Bupropion (Elontril®) steht im Verdacht, bei Einnahme während der Schwangerschaft eine Aufmerksamkeitsdefizitstörung (ADS/ADHS) im späteren Leben des Kindes auszulösen.

Die SSRI und einige sonstige Antidepressiva – Venlafaxin (Trevilor®), Duloxetin (Cymbalta®), Mirtazapin (Remergil®) – können Störungen der Herz- und Lungenfunktion beim Neugeborenen auslösen, die eine sofortige Behandlung erfordern. Außerdem besteht bei einigen dieser Substanzen ein erhöhtes Risiko einer vorzeitigen Geburt.

MAO-Hemmer* – z. B. Moclobemid (Aurorix®) – sind im ersten Schwangerschaftsdrittel kontraindiziert* und während der übrigen Schwangerschaft nur zu empfehlen, wenn andere Antidepressiva versagen oder wegen unerwünschter Wirkungen nicht infrage kommen.

Vorübergehende Entzugserscheinungen beim Neugeborenen können unter Einnahme der meisten Antidepressiva auftreten, sie bleiben aber ohne Auswirkungen im späteren Leben.

Verhütung ▶ Beachten Sie bitte auch, dass Johanniskraut die Wirkung der medikamentösen Schwangerschaftsverhütung (»Pille«) abschwächen kann.

Antidepressiva in der Stillzeit

Wenn Sie während der Stillperiode wegen einer Depression* medikamentös behandelt werden, sollte nur ein Antidepressivum eingesetzt werden, in der niedrigsten wirksamen Dosierung.

Trizyklische Antidepressiva haben nach den vorliegenden Untersuchungen insgesamt geringe Wirkungen auf den Säugling. Wenn eine Behandlung mit Antidepressiva dringend erforderlich ist, sind von den trizyklischen Substanzen Amitriptylin (Saroten®), Clomipramin (Anafranil®), Nortriptylin (Nortrilen®), Imipramin (Tofranil®) und Dosulepin (Idom®) am besten untersucht. Unter Doxepin (Aponal®) wurden vermehrt Nebenwirkungen beim Säugling beobachtet, die nach dem Abstillen aber rückläufig waren.

Aus der Gruppe der SSRI* kommen nach der bisherigen Datenlage am ehesten Paroxetin (Seroxat®, Tagonis®), Sertralin (Gladem®, Zoloft®) oder Fluvoxamin (Fevarin®) in Betracht, während Fluoxetin (Fluctin®) wegen der langen Halbwertzeit* nicht gut geeignet ist.

Von den übrigen neueren Antidepressiva gelten Mirtazapin (Remergil®), Venlafaxin (Trevilor®) und Bupropion (Elontril®) als akzeptabel, zu den weiteren Präparaten liegen keine ausreichenden Daten vor.

Johanniskraut können Sie während des Stillens einnehmen, es gilt als verträglich, ist allerdings nicht systematisch in seinen Nebenwirkungen auf den Säugling untersucht worden.

Falls Sie die bisher genannten Antidepressiva nicht einnehmen können, kann eventuell auf Moclobemid (Aurorix®) ausgewichen werden.

Phasenprophylaktika

Phasenprophylaktika in der Schwangerschaft

Alle Mittel gegen Manie* und zur Vorbeugung gegen Manie und Depression können Missbildungen beim Embryo hervorrufen, wenn sie im ersten Drittel einer Schwangerschaft eingenommen werden. Das Neugeborene kann außerdem bei Einnahme kurz vor der Geburt unter erheblichen Nebenwirkungen leiden, die eine kinderärztliche Intensiv-Überwachung erfordern. Sie sollten Phasenprophylaktika im ersten Drittel der Schwangerschaft möglichst nicht einnehmen und auch danach nur, wenn sie wirklich nötig sind. Dann kommt am ehesten Lithium in Betracht, während Valproat das höchste Missbildungsrisiko aufweist.

Wegen der geringen therapeutischen Breite* ist bei Lithium allerdings eine besonders sorgfältige Überwachung der Konzentration im Blut erforderlich, da es während der Schwangerschaft häufiger als sonst zu Überdosierungen und Vergiftungserscheinungen bei Mutter und Kind kommen kann.

Bevor Sie aber wegen der genannten Risiken an einen Schwangerschaftsabbruch denken, beachten Sie bitte, dass selbst Medikamente mit erheblichen Risiken für das ungeborene Kind bei weitem nicht so gefährlich sind wie etwa das Contergan® Anfang der 1960er-Jahre. Auch unter den hier genannten Medikamenten werden weit über 90 Prozent der Kinder gesund geboren, wenn ein solches Mittel während des ersten Drittels der Schwangerschaft eingenommen wurde! Besprechen Sie die Risiken mit Ihrer Frauenärztin und bitten Sie sie um eine diagnostische Abklärung (Ultraschall usw.), bevor Sie eine Entscheidung treffen.

Phasenprophylaktika in der Stillzeit

Während einer Behandlung mit Lithium (Hypnorex®, Quilonum®) können Sie nur bei genauer Beobachtung des Säuglings und mit möglichst geringer Dosierung des Medikaments stillen. In der Literatur gibt es Berichte über hohe Lithiumkonzentrationen in der Muttermilch, darum ist bei Verdacht auf eine Lithiumvergiftung umgehend eine Bestimmung der Konzentration im Blut Ihres Kindes erforderlich.

Die Einnahme von Valproat (Ergenyl®, Orfiril®) sowie – mit Einschränkungen – von Carbamazepin (Tegretal®, Timonil®) und Lamotrigin (Lamictal®) ist mit dem Stillen vereinbar. Unter Carbamazepin können beim Säugling allerdings Trinkschwäche, Müdigkeit und Erbrechen auftreten, dann muss gegebenenfalls der Blutspiegel* bestimmt werden.

Tranquilizer und Hypnotika in der Schwangerschaft

Die am häufigsten verordneten Schlaf- und Beruhigungsmittel sind die Benzodiazepine*, z.B. Diazepam (Valium®), Oxazepam (Adumbran®), Lorazepam (Tavor®), Flunitrazepam (Rohypnol®) und viele weitere Substanzen. Sie können nach den Ergebnissen älterer Studien im ersten Schwangerschaftsdrittel Missbildungen verursachen: Herzfehler, Lippen-Kiefer-Gaumen-Spalten und andere. Allerdings sprechen andere Studien gegen ein erhöhtes Missbildungsrisiko, so dass eine endgültige Aussage nicht möglich ist. Vor dem errechneten Geburtstermin sollten Sie nach Rücksprache mit Ihrer Ärztin auf diese Medikamente verzichten, denn bei Einnahme in den letzten Tagen vor der Entbindung kann das Neugeborene schwere, aber vorübergehende Störungen aufweisen (Floppy-Infant-Syndrom*).

Trotz dieser Probleme sind die Benzodiazepine – vor allem im Vergleich mit anderen Schlaf- und Beruhigungsmitteln – noch am ehesten geeignet zur Behandlung von Angst- und Schlafstörungen in der Schwangerschaft. Dabei sind Substanzen mit kurzer Halbwertzeit und geringem Übergang in den kindlichen Blutkreislauf vorzuziehen, weil sie Ihr Kind am geringsten belasten, z.B. Lorazepam (Tavor®).

Sie sollten Beruhigungs- und Schlafmittel aber dennoch nur einnehmen, wenn es unbedingt erforderlich ist. In vielen Fällen lassen sich die genannten Probleme auch mit nicht-medikamentösen Mitteln bessern (siehe unsere »Empfehlungen zur Behandlung von Schlafstörungen« im Kapitel »Tranquilizer und Hypnotika«). Besonders kritisch ist eine regelmäßige Einnahme in den letzten Schwangerschaftstagen – das Neugeborene muss dann überwacht werden.

Die meisten anderen Substanzen sollen während der Schwangerschaft – vor allem im ersten Drittel – nicht eingenommen werden. Auch Barbiturate* dürfen wegen möglicher Erbgutschädigung nur bei dringendem Bedarf eingenommen werden, beispielsweise im Rahmen einer Epilepsiebehandlung. Die Antihistaminika* Buspiron (Anxut®), Hydroxyzin (Atarax®), Diphenhydramin (Betadorm®, Halbmond®) und Doxylamin (Hoggar® N) gelten als gut verträglich für den Embryo. Chloralhydrat (Chloraldurat®) soll während der Schwangerschaft möglichst nicht eingenommen werden. Baldrian in üblichen Dosen dürfen Sie einnehmen.

Wenn Schlafmittel oder Beruhigungsmittel während einer beginnenden Schwangerschaft eingenommen wurden, ist eine sorgfältige Ultraschall-Überwachung angezeigt.

Verhütung ▶ Beachten Sie bitte, dass unter Einnahme von Benzodiazepinen der Leberstoffwechsel verändert sein kann mit der Folge, dass eine hormonelle Schwangerschaftsverhütung (»Pille«) selbst bei verdoppelter Dosis keine ausreichende Sicherheit garantiert.

Tranquilizer und Hypnotika in der Stillzeit

Soweit Benzodiazepine hinsichtlich ihrer Verträglichkeit untersucht wurden, scheint die Einnahme einzelner Dosen mit dem Stillen vereinbar zu sein. Eine längerfristige regelmäßige Einnahme ist wegen der Gefahr einer Abhängigkeit – bei Ihnen und dem Kind! – ohnehin nicht zu empfehlen, sie kann darüber hinaus auch beim Säugling zu Symptomen führen (Schläfrigkeit u. Ä.).

Einige andere chemische Substanzen sind nach der derzeitigen Datenlage ebenfalls akzeptabel, etwa Baldrian, Diphenhydramin (Betadorm®, Halbmond®), Zolpidem (Stilnox®) und Zopiclon (Ximovan®). Aber auch hier gilt eine Dauereinnahme als problematisch, Sie sollten das Medikament nicht über längere Zeit regelmäßig einnehmen.

Die zahlreichen übrigen Mittel sind überwiegend unzureichend untersucht und darum nicht zu empfehlen.

Neuroleptika

Neuroleptika in der Schwangerschaft

Soweit typische Neuroleptika daraufhin untersucht wurden, ließ sich eine Schädigung des Embryos nicht sicher nachweisen. Vereinzelte Berichte über Missbildungen nach Einnahme im ersten Drittel der Schwangerschaft konnten in größeren Kontrolluntersuchungen nicht bestätigt werden. Grundsätzlich ist daher eine Einnahme dieser Substanzen während der Schwangerschaft möglich. Bei Einnahme in den letzten Tagen vor der Geburt kann es zu Bewegungsstörungen bei dem Neugeborenen kommen, die unter Umständen wochenlang anhalten können. Im ersten Drittel der Schwangerschaft sowie unmittelbar vor dem errechneten Geburtstermin sollten Sie Neuroleptika darum nur einnehmen, wenn es wirklich erforderlich ist. Während der übrigen Zeit ist die Einnahme von Neuroleptika unproblematisch. Dabei sollten vorrangig Substanzen ausgewählt werden, über die genügend Daten vorliegen. Dies sind u. a. Haloperidol (Haldol®), Fluphenazin (Dapotum®, Lyogen®), Perphenazin (Decentan®) und Levomepromazin (Neurocil®).

Für die übrigen typischen Neuroleptika liegen keine Untersuchungen mit ausreichenden Fallzahlen vor; allerdings können Sie wegen der chemischen Nähe davon ausgehen, dass sie ähnlich einzuschätzen sind wie die genannten Medikamente.

Der Einsatz von Depot-Neuroleptika ist wegen der hohen Konzentrationen im Blut in den ersten Tagen nach der Injektion besonders problematisch.

Wenn unter Neuroleptika Bewegungsstörungen auftreten, können Sie auch während einer Schwangerschaft Biperiden (Akineton®) oder andere sogenannte Parkinsonmittel (Anticholinergika*) zusätzlich einnehmen. Da wahrscheinlich ein gering erhöhtes Risiko von Missbildungen besteht, muss die Verordnung im ersten Drittel der Schwangerschaft allerdings besonders kritisch erfolgen, Biperiden darf keinesfalls vorbeugend eingenommen werden.

Das atypische Neuroleptikum Clozapin (Leponex®, Elcrit®) sollten Sie im ersten Drittel der Schwangerschaft (Embryonalphase) nicht einnehmen, da ein Missbildungsrisiko und eine Beeinträchtigung der Blutbildung beim Embryo nicht sicher ausgeschlossen werden können. Danach können Sie Clozapin einnehmen. Vor der Geburt sollte aber die Dosis reduziert werden wegen der möglichen dämpfenden Wirkung auf das Neugeborene. Für Olanzapin (Zyprexa®) liegen Studien vor, in denen sich kein Risiko embryonaler Missbildungen fand.

Die übrigen atypischen Neuroleptika sind hinsichtlich ihrer Risiken in der Schwangerschaft nicht ausreichend untersucht und sollten darum nicht verordnet werden, vor allem nicht im ersten Drittel.

Wenn Sie während einer laufenden Neuroleptikatherapie schwanger werden, ist ein Abbruch der Schwangerschaft wegen der Medikation nicht gerechtfertigt, aber eine sorgfältige Überwachung der Schwangerschaft, eventuell mit erweiterter Diagnostik – besonders bei Einnahme von Clozapin oder einem der unzureichend untersuchten Präparate.

Verhütung ▶ Beachten Sie bitte, dass die meisten klassischen und einige neuere (atypische) Neuroleptika eine kontrazeptive (empfängnishemmende) Wirkung haben. Clozapin (Leponex®, Elcrit®) hat diese Wirkung nicht, deswegen kann es bei einer Umstellung von anderen Neuroleptika auf Clozapin zu unerwarteten Schwangerschaften kommen. Das gilt ähnlich auch für Olanzapin (Zyprexa®) und Quetiapin (Seroquel®). Sorgen Sie deshalb bei solchen Umstellungen besonders für eine wirksame Schwangerschaftsverhütung! Wechselwirkungen zwischen Neuroleptika und hormonellen Verhütungsmitteln (»Pille«) sind nicht bekannt.

Neuroleptika in der Stillzeit

Obwohl die erste neuroleptische Substanz bereits vor mehr als 50 Jahren auf den Markt kam, gibt es nur wenige wissenschaftliche Veröffentlichungen über Auswirkungen auf den Säugling bei Einnahme eines Neuroleptikums in der Stillzeit. Schwerwiegende oder bleibende Beeinträchtigungen wurden aber in keiner Untersuchung berichtet.

Einige trizyklische Neuroleptika – z.B. Levomepromazin (Neurocil®), Chlorprothixen (Truxal®), Perphenazin (Decentan®) und Flupentixol (Fluanxol®) – sind besser untersucht als die meisten anderen, daher sollten Sie möglichst eine dieser Substanzen einnehmen. Von den Butyrophenonen kommt am ehesten Haloperidol (Haldol®) in Betracht, die übrigen Substanzen sind nicht ausreichend untersucht. Zu warnen ist vor dem Einsatz von Fluspirilen (Imap®) bei nicht-psychischen Störungen und Problemen (vgl. Seite 179)

Die atypischen Neuroleptika Clozapin (Leponex®, Elcrit®), Olanzapin (Zyprexa®), Quetiapin (Seroquel®) und Risperidon (Risperdal®) sind hinreichend untersucht worden, ihre Einnahme während der Stillzeit gilt als vertretbar. Wenn Sie eine dieser Substanzen einnehmen, sollte Ihr Kind sorgfältig beobachtet und gegebenenfalls die Konzentration der Substanz im Blut überwacht werden.

Etliche Neuroleptika können die Milchproduktion anregen, sie sollten aber keinesfalls aus diesem Grunde eingenommen werden.

Auf die Einnahme von Biperiden (Akineton®) zur Behandlung von Bewegungsstörungen sollten Sie während des Stillens möglichst verzichten, da Säuglinge auf die anticholinerge* Wirkung dieses Medikaments empfindlich reagieren können und auch die Milchproduktion verringert werden kann.

Medikamente zur Entgiftung und Entwöhnung

Alkoholabhängigkeit

Für Acamprosat (Campral®) gibt es keine aussagekräftigen Untersuchungen zu Schwangerschaft und Stillzeit. Sie sollten es nur einnehmen, wenn Sie es ohne das Medikament nicht schaffen können, alkoholfrei zu bleiben.

Clomethiazol (Distraneurin®) und Disulfiram (Antabus®) können bei Einnahme im ersten Schwangerschaftsdrittel Missbildungen des Embryos verursachen, sie sollten während der Schwangerschaft vermieden werden. Clomethiazol sollte auch während des Stillens nicht eingesetzt werden, da es in der Muttermilch in der gleichen Konzentration vorhanden ist wie im Blut der Mutter und so beim Neugeborenen zu körperlicher Abhängigkeit führen kann.

Wir möchten Sie aber in diesem Abschnitt vor allem darauf hinweisen, dass Alkohol massive Schäden bei Ihrem Kind verursachen kann. Bleiben Sie während der gesamten Schwangerschaft und Stillzeit auf alle Fälle »trocken«!

Opiatabhängigkeit

Das eben Gesagte gilt ähnlich auch für Opiate* (Heroin u. a.): Ihr Konsum während der Schwangerschaft führt gehäuft zu Früh- und Fehlgeburten sowie zu einem kleineren Gehirn beim Kind. Bleiben Sie trotz aller Schwierigkeiten möglichst abstinent!

Die Substitutionsmittel Methadon (Methaddict®), Levomethadon (L-Polamidon®) und Buprenorphin (Subutex®) scheinen nach den bisher vorliegenden Untersuchungen keine embryonalen Missbildungen zu verursachen, können aber zu anderen Erkrankungen des Neugeborenen beitragen. Sie sollten die Einnahme dieser Substitutionsmittel sorgfältig mit Ihrem Arzt besprechen und sie insbesondere gegen die schädlichen Auswirkungen der fortgesetzten Einnahme von Heroin abwägen.

Das gilt ebenso für Naltrexon (Nemexin®), das als mögliches Risiko für den Embryo gilt.

Die Einnahme der genannten Substanzen während der Stillzeit wird allgemein nicht empfohlen, vor allem wegen des Suchtpotenzials der Substitutionsmittel für das neugeborene Kind.

Auf den Einsatz von Bupropion (Zyban®) und Vareniclin (Champix®) sollten Sie wegen möglicher Risiken für das ungeborene und neugeborene Kind verzichten. Sie sollten aber das Rauchen unbedingt vermeiden, denn Nikotin ist schädlich für Ihr Kind. Fragen Sie Ihre Ärztin nach Einzelheiten und nach nicht-medikamentösen Hilfen!

Mittel zur Behandlung von ADS und ADHS

Soweit Methylphenidat (Ritalin® u. a.) untersucht wurde, haben sich zwar keine Hinweise auf ein Missbildungsrisiko ergeben, aber es kam gehäuft zu Wachstumsstörungen, Frühgeburten und Entzugserscheinungen. Zu Atomoxetin (Strattera®) liegen keine Erfahrungen vor. Zu den Auswirkungen beider Medikamente auf den Säugling liegen ebenfalls keine Untersuchungen vor.

Abschließend möchten wir Ihnen einige grundsätzliche Regeln zur Einnahme von Medikamenten nennen, die Sie während der Schwangerschaft und während des Stillens beachten sollten:

Regeln zur Einnahme von Medikamenten in der Schwangerschaft und Stillzeit

- Unterlassen Sie überflüssige Behandlungen, aber führen Sie notwendige Behandlungen durch – auch Erkrankungen können ein Risiko für das ungeborene oder geborene Kind darstellen!
- Die nachgewiesenermaßen sicherste wirksame Substanz sollte ausgewählt werden.
- Nehmen Sie möglichst nur ein Medikament – bei Kombinationen ist das Risiko schwerer abzuschätzen.
- Gehen Sie in Absprache mit Ihrer Ärztin auf die geringstmögliche Dosierung – das Risiko einer Schädigung des Säuglings steigt mit der Dosis. Grundsätzlich ist die Einnahme von einer oder wenigen Einzeldosen weniger riskant als eine regelmäßige Einnahme über längere Zeit.
- Besondere Zurückhaltung bei der Medikamenteneinnahme ist in der Embryonalphase geboten, also ungefähr von der 3. bis zur 9. Woche nach der Empfängnis – in diesem Zeitraum entwickeln sich die Organe des Kindes und eine Störung dieser Entwicklung kann zu Organschäden führen.
- Suchen Sie nach nicht-medikamentösen Hilfen als Ersatz oder als Ergänzung zu Medikamenten.
- Eine vor der Schwangerschaft verordnete Medikamentenbehandlung muss aus dem Anlass einer Schwangerschaft unverzüglich überprüft und erforderlichenfalls geändert werden. Also nehmen Sie die bisherigen Medikamente nicht einfach unkritisch weiter, sondern fragen Sie die behandelnde Frauenärztin oder den verschreibenden Facharzt.

Altern ist ein biologischer Prozess, der medikamentös nicht aufzuhalten ist und zu Funktionsabnahmen bei allen Organsystemen führt. Auch die Sinneswahrnehmung und verschiedene seelische Funktionen verändern sich. Eine Konsequenz ist das vermehrte Auftreten chronischer Erkrankungen. Wegen Herz- und Kreislauferkrankungen, Stoffwechselstörungen oder asthmatischer Erkrankungen muss ein Großteil alter Menschen regelmäßig Medikamente einnehmen.

Bekannt ist zudem seit langem, dass ältere Menschen Arzneimittel langsamer aufnehmen, die Verteilung im Gewebe sowie der Abbau und die Ausscheidung durch Leber oder Niere sind oft verlangsamt. Auch andere Organe reagieren häufiger mit unerwünschten Arzneimittelwirkungen, sei es z.B., dass unter einer Medikation eine Herzrhythmusstörung auftaucht oder dass ein Benzodiazepin* einen Erregungszustand auslöst, statt beruhigend zu wirken (sogenannte »paradoxe Reaktion«).

Es ist oft schwierig, sich mit den veränderten Lebensumständen und den zunehmenden Altersbeschwerden zu arrangieren. Andererseits kann es genauso schwierig sein zu entscheiden, ob eine Behandlung mit Medikamenten zu besserer Lebensqualität führt. Bei Ärzten, Patienten und Angehörigen ist die Versuchung groß, mit einer längerfristigen Medikation zu reagieren.

Die altersbedingten körperlichen und seelischen Veränderungen und das häufige Zusammentreffen mehrerer Erkrankungen erfordern Umgangsweisen mit Medikamenten, die sich von denen jüngerer Menschen unterscheiden. Dabei geht es vor allem um die Anpassung der Dosierungen und die Berücksichtigung von Wechselwirkungen zwischen den verordneten Medikamenten.

Eine Dosisanpassung kann erforderlich sein, um unerwünschte Arzneimittelwirkungen zu vermeiden oder zumindest zu verringern. Wenn Sie schon lange Jahre wegen einer chronischen psychischen Erkrankung Psychopharmaka einnehmen, sollten Sie mit ihrem Arzt darüber sprechen, aus Altersgründen die Dosis zu reduzieren. Falls Ihnen jenseits des 65. Lebensjahres erstmals ein Psychopharmakon verordnet wird, heißt die goldene ärztliche Regel: »Niedrig beginnen, nur langsam höher dosieren.« Nur ein Viertel bis ein Drittel der üblichen Anfangsdosierung sollte bei älteren Menschen gewählt werden, und auch eine Höherdosierung sollte nur nach einer ausreichend langen Zeit und sorgfältiger Symptombeobachtung erfolgen. In der wissenschaftlichen Literatur sind inzwischen Fälle beschrieben, bei denen allein durch die anticholinergen* Wechselwirkungen verschiedener Psychopharmaka eine Quasi-Demenz verursacht wurde.

Die Einnahme vieler unterschiedlicher Medikamente steigert natürlich das Risiko von Wechselwirkungen. Zum Beispiel kann ein neu verordnetes Antidepressivum die Wirkung eines schon langjährig eingenommenen Blutdruckmittels verstärken oder reduzieren. Wenn das Antidepressivum erforderlich ist, muss also die Dosis des Blutdruckmittels entsprechend angepasst werden.

Obwohl viele ältere Menschen täglich zehn oder mehr unterschiedliche Medikamente für verschiedene chronische Erkrankungen einnehmen, kümmert sich die Medizin nur zögerlich um die Problematik der Wechselwirkungen. Erst im Jahr 2011 erschien im Deutschen Ärzteblatt (Hibbeler, 2011) eine systematische Auflistung von Medikamenten, die im höheren Alter ungeeignet oder nur wenig geeignet sind. Viele Psychopharmaka gehören dazu. So können viele Antidepressiva und Neuroleptika über ihre anticholinergen* Nebenwirkungen auch die Entwicklung einer Demenz vortäuschen oder fördern

Wenn Sie – egal aus welchem Grunde – im Krankenhaus behandelt werden müssen, sollte der Aufenthalt stets auch dazu genutzt werden, die Notwendigkeit aller verordneten Medikamente zu überprüfen. Soweit möglich, sollten Sie das aber auch mit Ihren ambulant behandelnden Ärzten besprechen.

TIPP **Da in der Regel jeder Arzt und jede Ärztin nur die eigenen Verordnungen kennt, sollten Sie zu jedem Arztbesuch eine Liste aller Medikamente mitbringen, die Sie einnehmen.**

Inzwischen bieten auch einzelne Apotheken den Kundenservice an, die Wechselwirkungen verordneter Medikamente zu überprüfen. Mit so einer computergestützten, zunächst schematischen Überprüfung finden Sie möglicherweise neue Anknüpfungspunkte, um mit Ihrer Ärztin eine umfangreiche Medikation zu reflektieren und kritisch zu überprüfen.

Wegen der vielen Wechselwirkungen und der erhöhten Empfindlichkeit für unerwünschte Wirkungen der Medikamente sollten Sie überlegen, ob bei Ihnen oder Ihrem Angehörigen auch noch andere, nicht-medikamentöse Behandlungsformen eingesetzt werden können. Nicht selten können durch Sport, Tanz oder Gymnastik, pflegerische Maßnahmen, Physiotherapie, Psychotherapie etc. Medikamente in der Dosis vermindert oder sogar ganz eingespart werden.

Mit fortschreitendem Alter werden Sie bemerken, dass neben den körperlichen auch die seelischen Funktionen allmählich nachlassen. Begriffe fallen Ihnen manchmal nicht sofort ein, Sie können sich Neues nicht mehr so gut merken und reagieren langsamer als früher.

Von diesen normalen, eher geringfügigen Alterungsvorgängen unterscheidet sich Demenz in ihren verschiedenen Formen dadurch, dass Denkvermögen, Gedächtnisleistungen und Persönlichkeitseigenschaften nach und nach völlig verloren gehen, meist über einen Zeitraum von vielen Jahren. Demenz hat in unserer Gesellschaft eine zunehmende Bedeutung, weil die Menschen im Durchschnitt älter werden und die Wahrscheinlichkeit einer Demenzerkrankung mit dem Lebensalter zunimmt.

Bei der häufigsten Form, der Demenz vom Alzheimer-Typ, lässt zunächst das Gedächtnis langsam nach, dann nimmt das Urteilsvermögen in komplexen Situationen ab, während vertraute Alltagsfähigkeiten oft lange erhalten bleiben.

Mediziner unterscheiden von der Alzheimer-Krankheit noch andere Demenzformen wie die vaskulären Demenzen (in Folge von Arteriosklerose), die Demenz bei einem Teil der Parkinson-Erkrankten und verschiedene weitere, seltenere Formen. Ob eine Medikation sinnvoll ist oder ob die Gefahr unerwünschter Wirkungen größer ist als der Nutzen einer Medikation, hängt neben dieser Unterscheidung auch vom Schweregrad der Demenz ab.

Schon seit mehreren Jahrzehnten gibt es Psychopharmaka, denen eine Wirksamkeit bei verschiedenen Hirnabbau-Krankheiten mit Entwicklung einer Demenz nachgesagt wird. Für die älteren Präparate gibt es keine einwandfreien wissenschaftlichen Wirksamkeitsnachweise. Von ihrer Anwendung ist daher abzuraten, obwohl sie immer noch relativ häufig verordnet werden. In diese Kategorie gehören beispielsweise die zahlreichen Präparate aus der Pflanze Ginkgo biloba sowie die Substanzen Pyritinol (Encephabol®), Piracetam (Nootrop®, Normabrain® u. a.) und Nicergolin.

Neuere Substanzen haben sich in wissenschaftlichen Studien als wirksamer herausgestellt. Sie können die Hirnleistung in Bereichen wie Konzentration, Auffassungsfähigkeit, Orientierung und Urteilsvermögen verbessern und sollen das Fortschreiten des Krankheitsverlaufs bis zu einem Jahr verlangsamen können. Eine Heilung der Demenz ist bisher mit Medikamenten allerdings nicht möglich. Außerdem schlägt die medikamentöse Therapie nur bei einer Minderheit der Patienten an. Die Erkrankungsdauer bis zur Aufnahme in ein Heim und letztlich bis zum Tod ist mit und ohne Antidementiva ungefähr gleich. Ob der Einsatz dieser Medikamente sinnvoll ist, müssen Sie und Ihre Angehörigen oder Betreuer individuell entscheiden.

Ohnehin sind nach unserer Erfahrung andere, psychosoziale Hilfen wichtiger, beispielsweise eine rechtzeitige Anpassung Ihrer Wohn- und Lebensbedingungen, die Ihnen möglichst lange zu einem selbstständigen und zufriedenen Leben verhelfen.

Angesichts der Schwere und des unaufhaltsamen Verlaufs dieser Krankheiten ist der »Griff nach jedem Strohhalm« ja sehr verständlich. Sollten Sie oder einer Ihrer Angehörigen von einer Demenz betroffen sein, so können Sie derzeit nur ausprobieren, ob die Gabe eines der nachstehend genannten Mittel einen sichtbaren Unterschied in der Hirnleistung bewirkt oder nicht.

Cholinesterase-Hemmer ▶ Donepezil (Aricept®), Galantamin (Reminyl®) und Rivastigmin (Exelon®) werden nach ihrem wichtigsten Wirkungsprinzip als Cholinesterase-Hemmer zusammengefasst. Diese Medikamente sorgen dafür, dass der Neurotransmitter* Acetylcholin im Gehirn langsamer abgebaut wird und somit länger zur Verfügung steht. Auf diese Weise kann die Weiterleitung von Informationen im Gehirn verbessert werden, wenn im Laufe einer Alzheimer-Erkrankung die Produktion von Acetylcholin allmählich nachlässt. Wenn Sie sich zur Einnahme eines Antidementivums entschließen, wird Ihr Arzt Ihnen in den meisten Fällen eine dieser Substanzen verordnen. Diese Medikamente können den Herzschlag verlangsamen und dadurch zu kurzen Bewusstlosigkeiten mit Sturzgefahr und dem Risiko von Knochenbrüchen führen. Häufig treten auch Magen-Darm-Beschwerden auf.

Memantine ▶ Ein anderes Wirkprinzip liegt bei Memantine (Axura®, Ebixa®) vor. Es blockiert die Wirkung von bei Alzheimer-Kranken erhöhten Konzentrationen des Neurotransmitters* Glutamat. Memantine soll sogar bei schweren Krankheitsstadien noch zu Besserungen von Symptomen führen. Die Wirksamkeit war in der wissenschaftlichen Diskussion der letzten Jahre allerdings umstritten. Als unerwünschte Wirkungen können vor allem erhöhter Blutdruck, Schläfrigkeit, Verwirrtheit und Schwindel auftreten.

Bei einer schweren Demenz kommt es neben den Kernsymptomen oft zu Veränderungen des Erlebens wie Verwirrtheit, starker Unruhe oder Angst sowie zu problematischen Verhaltensweisen, etwa Weglauftendenzen, anhaltendem Rufen und Schreien oder aggressivem Verhalten. Menschen, deren familiäre oder professionelle Aufgabe die Pflege Demenzkranker ist, sind durch solche Verhaltensweisen oft sehr belastet. Oft gelingt es wegen der Unverständlichkeit der Symptome oder aus Zeitgründen nicht, nach Ursachen für das Verhalten der Betroffenen zu suchen, um dann besser auf ihre Wünsche oder Bedürfnisse eingehen zu können. Dann liegt es nahe, durch eine Medikation für Abhilfe zu sorgen. Die Möglichkeiten einer medikamentösen Verhaltenssteuerung bei schwerer Demenz sind allerdings begrenzt. Wir gehen darauf in den folgenden Abschnitten jeweils ein.

Besonderheiten beim Umgang mit den sonstigen Psychopharmaka

Grundsätzlich gilt bei älteren Menschen für alle Psychopharmaka die bereits besprochene Regel, sie erheblich niedriger zu dosieren als bei jungen Menschen.

Antidepressiva ▶ Nicht selten entwickeln Menschen mit dem Älterwerden und den damit verbundenen Verlusten erstmals in ihrem Leben eine erhebliche Angststörung oder eine Depression*. Natürlich ist dann eine rasche und sorgfältige Diagnostik erforderlich. Keinesfalls sollten Apathie und Antriebslosigkeit, aber auch Schwäche, Gereiztheit oder Unruhe einfach mit dem Alter oder gar einer »beginnenden Demenz« erklärt werden. Auch für ältere Menschen ist bei einer leichten und mittelschweren Depression eine Psychotherapie oft das Mittel der ersten Wahl, wiewohl Krankenkassen und Ärzte dies vielleicht nicht so sehen. Sollte eine Medikation in Erwägung gezogen werden, sind die SSRI* die Mittel der ersten Wahl, sie haben deutlich weniger unerwünschte Wirkungen am Herzen und auf den Blutdruck. Da die meisten Medikamente aus dieser Gruppe deutlich aktivierend wirken, kann es vermehrt zu Ruhelosigkeit kommen. Zu den einzelnen Präparaten verweisen wir auf unser Kapitel Antidepressiva (S. 73 ff.); natürlich sind im Alter die unteren Grenzen der genannten Dosisbereiche einzusetzen.

Auch bei einer Demenz kann ein Behandlungsversuch mit Antidepressiva sinnvoll sein, wenn Depressivität, Gereiztheit, Apathie, aber auch hypersexuelles Verhalten auftreten. Ob ein Behandlungserfolg eintritt, kann erst nach mehreren Wochen beurteilt werden. Laborkontrollen sind besonders wichtig, um beispielsweise Elektrolytverschiebungen, die zu erhöhter Sturzgefährdung führen können, aber auch Veränderungen im Blutbild* oder Belastungszeichen von Leber und Nieren frühzeitig zu erkennen. SSRI* sind vorzuziehen. Die trizyklischen* Antidepressiva sind bei einer Demenz weniger geeignet, da sie dem Neurotransmitter* Acetylcholin entgegenwirken, dessen Konzentration im Gehirn bei Demenzerkrankungen ohnehin vermindert ist.

Phasenprophylaktika ▶ Lithium (Hypnorex®, Quilonum ®) und die Antiepileptika* Carbamazepin (Tegretal®, Timonil®), Valproat (Ergenyl®, Orfiril®) und Lamotrigin (Lamictal®) werden im höheren Lebensalter in der gleichen Weise verwendet wie bei jüngeren Erwachsenen, allerdings in den meisten Fällen mit erheblich geringeren Dosierungen. Für die Behandlung von Unruhe- und Verwirrtheitszuständen eignen sie sich im Großen und Ganzen nicht.

Tranquilizer und Hypnotika ▶ Die mit zunehmendem Alter nachlassenden körperlichen und geistigen Fähigkeiten führen bei vielen Menschen zu vermehrten Ängsten, Unsicherheiten und Schlafstörungen. Noch immer viel zu häufig werden bei diesen Beschwerden langfristig Benzodiazepine* oder die sogenannten

Z-Substanzen (Zopiclon, Zolpidem, Zaleplon) verordnet. Das Risiko, dass sich eine Medikamentenabhängigkeit entwickelt, ist bei älteren Menschen eher höher. Wir möchten daher hier noch einmal darauf hinweisen, dass diese Medikamentengruppe nicht länger als zwei bis vier Wochen eingenommen werden sollte. In höherem Alter kann der langfristige Gebrauch von Benzodiazepinen durchaus zu Gedächtnisschwäche, Desorientiertheit und Gleichgewichtsstörungen führen. Wegen der entspannenden Wirkung dieser Medikamente auf die Muskulatur des Körpers kann es gehäuft zu Stürzen mit eventuell schweren Verletzungen kommen. Auch aus diesen Gründen muss ihr Einsatz im höheren Lebensalter gut überlegt und sorgfältig überwacht werden. Vor dem raschen Griff zur Tablette sollten alle nicht-medikamentösen Therapieformen ausreichend lange angewandt worden sein, um die genannten Beschwerden zu lindern.

Gelegentlich kann es zu sogenannten »paradoxen Reaktionen« kommen, dann tritt statt der erwünschten Entspannung und Beruhigung das Gegenteil ein, es kommt zu Erregungszuständen, Aggressivität und Schlaflosigkeit. Diese unerwünschte Wirkung tritt bei Demenzerkrankungen häufiger auf, deswegen gilt hier besondere Zurückhaltung beim Einsatz von Schlaf- und Beruhigungsmitteln. Falls unbedingt erforderlich, kann auf sedierend* wirkende Neuroleptika ausgewichen werden, die allerdings andere Probleme aufwerfen.

Neuroleptika ▶ Psychotische Störungen wie die Schizophrenie* oder die bipolare* Störung, die zum Einsatz von Neuroleptika führen, treten nur sehr selten im Alter erstmals auf. Eine solche Diagnose wird in aller Regel bereits in jüngeren Jahren gestellt und dann häufig eine Langzeitmedikation eingeleitet. Hier gilt in besonderem Maße die Empfehlung, dass Sie mit Ihrer Ärztin über eine Reduktion der Dosierungen sprechen sollten, weil Sie wahrscheinlich weniger als in jungen Jahren benötigen und empfänglicher für unerwünschte Wirkungen sind.

Allerdings werden Neuroleptika häufig zur Ruhigstellung verwirrter älterer Menschen verwendet. Sie sind zwar in diesem Sinne wirksam, können aber zu schweren, lebensverkürzenden Nebenwirkungen im Bereich des Herz-Kreislauf-Systems führen. Deswegen sind ein besonders zurückhaltender Einsatz dieser Medikamente und eine sorgfältige Überwachung des Gesundheitszustands erforderlich. Wenn Ihre Angehörigen davon betroffen sind, empfehlen wir Ihnen, mit den behandelnden Ärzten und ggf. mit der Heimleitung oder dem Krankenhauspersonal darüber zu sprechen, ob diese Medikation reduziert oder möglichst abgesetzt werden kann.

Wenn eine medikamentöse Beruhigung mit Neuroleptika unvermeidlich ist, sind Pipamperon (Dipiperon®) und Melperon (Eunerpan®) die Mittel der ersten Wahl, weil sie besonders geringe Wirkungen auf Herz und Kreislauf haben.

Bei der Überarbeitung dieses Buches standen wir wieder vor der Entscheidung, auf welche Informationsquellen wir uns stützen. Folder, Flyer und Hochglanzbroschüren der verschiedenen Pharmafirmen kamen nicht infrage, auch wenn wir feststellen mussten, dass solche aufwendig produzierten Broschüren inzwischen als allgemein zugängliches Infomaterial auf Klinikstationen und in Arztpraxen ausliegen. Psychopharmaka, die einen echten pharmakologischen Fortschritt für Menschen mit psychischen Erkrankungen versprechen, sind in den letzten fünf Jahren nicht auf den Markt gekommen. Als wir einen neuen, damals noch nicht zugelassenen Wirkstoff im Sommer 2010 bei Google suchten, meldete die Suchmaschine zunächst nur Börsennachrichten zu dieser Substanz. Erst im Herbst waren Meldungen der European Medical Agency (EMA) mit Fachinformationen verfügbar. Die EMA vergibt die Zulassungen für den europäischen Arzneimittelmarkt.

Unerwartet wurde eins unserer Arbeitstreffen geprägt von einem Artikel im SPIEGEL (20/2011): Unter dem ironischen Titel »Seelsorge für die Industrie« wird berichtet, dass 35 von 37 Leitern psychiatrischer Universitätskliniken zusätzlich zu ihrem Gehalt finanzielle Zuwendungen von Pharmafirmen bekommen. Diese Professoren dienen der Industrie mit ihrem Namen, ihrem Ruf und ihrem akademischen Titel als Meinungsbildner. Sie sind ebenso wie ihre niedergelassenen oder angestellten Berufskollegen zumeist davon überzeugt, dass dieser Zuverdienst weder ihre eigene Objektivität beeinflusst (Deutsches Ärzteblatt, 2010) noch die Öffentlichkeit etwas angeht. Widersprüche zwischen den Interessen ihrer Patienten und denen ihrer industriellen Auftraggeber scheinen sie nicht zu erkennen.

Das Problem geht noch tiefer. Psychiatrische Professoren und Krankenhäuser bilden junge Assistenzärzte zu Fachärzten für Psychiatrie und Psychotherapie aus. Dazu müssen sie Weiterbildungsveranstaltungen anbieten, von denen die meisten von Mitarbeitern oder Honorarempfängern der Pharmaindustrie veranstaltet werden. Dies gilt auch für viele Fortbildungsveranstaltungen der Ärztekammern. Kaum hat also eine junge Medizinerin die Universität verlassen, lernt sie die Informationen der Industrie zu schätzen, während erfahrene und unabhängige Psychiater immer seltener eine aktive Rolle in der Weiterbildung zur Fachärztin für Psychiatrie spielen. So verkündet ein Oberarzt auf einer vom Hersteller durchgeführten Fortbildung für Assistenzärzte zu einem »neuen« Depotneuroleptikum stolz, er habe schon 16 Patienten auf dieses Präparat eingestellt, und versucht so, inhaltlich unbegründet, die Nachwuchspsychiater durch seinen Enthusiasmus mitzureißen.

Wie sehr die Medikalisierung seelischer Probleme und Erkrankungen fortschreitet, zeigt der aktuelle Arzneimittelreport der Barmer/GEK (2011). Unter den 20 meistverkauften Medikamenten in der BRD finden sich zwei atypische* Neuroleptika und ein »Angstlöser«. Bis zu 25 Prozent Umsatzsteigerung konnten diese Psychopharmaka innerhalb eines Jahres verzeichnen. Die Zahlen spiegeln wider, wie rasch heutzutage zu Psychopharmaka gegriffen wird. Da es sich um verschreibungspflichtige Medikamente handelt, helfen Mediziner der verschiedensten Fachrichtungen aktiv mit bei der Einengung der Behandlung seelischer Probleme auf Medikamente.

Kritisch setzt sich der Report mit den modernen Antidepressiva (SSRI*) auseinander und räumt erstmals die Probleme beim Absetzen dieser Medikamentengruppe und eine »psychische Abhängigkeit« ein (a.a.O. S. 21). Die Umsätze der SSRI steigen ebenfalls beständig; ähnlich wie in den USA werden sie jetzt auch in Deutschland zunehmend missbräuchlich verwendet, um Alltagsanforderungen vermeintlich besser gewachsen zu sein.

Als noch bedenklicher sehen wir die Entwicklung bei der Verordnung von Neuroleptika für demenzkranke Menschen. Obwohl sich bestätigt hat, dass diese Medikamente im Alter lebensverkürzend wirken können, zeigt der Report auf, dass ein Drittel aller alten Menschen mit der Diagnose Demenz diese Medikamente verordnet bekommen, während Gleichaltrige ohne Demenz sie nur sehr viel seltener erhalten (a.a.O. S. 80). Uns erscheint es sehr fragwürdig, dass Menschen, die einer Medikation weder zustimmen noch sich ihr widersetzen können, in so breitem Umfang medikamentös behandelt werden, während die notwendige menschliche Zuwendung ein immer knapperes Gut wird (vgl. das Kapitel »Psychopharmaka im Alter«).

Die zunehmende Medikamentenzentrierung bei seelischen Problemen hat aber noch andere Folgen. Der Psychiater, Psychotherapeut und Gesundheitswissenschaftler Stefan WEINMANN (2010) fasst diese »Nebenwirkungen« so zusammen:

»
- Der Glaube, dass eine Substanz von außen zugeführt werden muss, damit sich die Situation verbessert
- Das Bewusstsein, dass ein Defizit im Gehirn da ist, das einer fortwährenden Behandlung bedarf
- Das Schwinden des Vertrauens in die Fähigkeiten, psychische Probleme durch Beziehungsarbeit zu bewältigen
- Die eindimensionale Sicht psychischer Probleme, die soziale und Beziehungsursachen ausklammert

- Die Kosten für das Gesundheitssystem für immer neue und teure auf den Markt kommende sogenannte ›Scheininnovationen‹ «

Nicht alle Innovationen halten, was sie versprechen

Bei der Neueinführung der atypischen Neuroleptika versprachen die Herstellerfirmen große Verbesserungen im Hinblick auf Compliance, Symptomrückgang, geringe unerwünschte Wirkungen, allgemeine Lebensqualität sowie die Reduktion von Krankenhaustagen und Gesamtbehandlungskosten. Mittlerweile ist die anfängliche Euphorie einer Ernüchterung gewichen. Zwar verursachen die Atypika* insgesamt deutlich weniger Bewegungsstörungen, aber ansonsten sind sie den klassischen Neuroleptika kaum überlegen, jedoch weiterhin wesentlich teurer.

Viele andere vermeintliche Neuerungen bringen ebenfalls keinen echten Fortschritt: Für eine amtliche Zulassung genügt es bereits, durch Studien zu belegen, dass eine neue Substanz nicht schlechter ist als bereits eingeführte Präparate. Infolgedessen gibt es in jeder Arzneimittelgruppe viele ähnliche Substanzen, die sogenannten »Me-Too-Präparate«.

Eine andere Methode besteht darin, durch neue, frisch patentierte Zubereitungsformen eines Wirkstoffs das hohe Preisniveau zu retten, wenn alte Patente ablaufen und billigere Generika* auf den Markt drängen. Dieser Weg wurde beispielsweise mit Paliperidon beschritten, als die Patente für Risperidon ausliefen: Paliperidon ist ohnehin der aktive Wirkstoff von Risperidon.

Arzneimittelstudien sind zeitaufwendig und personalintensiv und benötigen, wenn sie aussagekräftig sein sollen, eine hohe Anzahl von Patienten, die über einen ausreichend langen Zeitraum beobachtet werden müssen. Öffentliche Mittel stehen dafür nicht in ausreichendem Maße zur Verfügung. Daher liegt die Arzneimittelforschung weitgehend in den Händen der Hersteller.

Mit den hohen Forschungs- und Zulassungskosten begründet die Pharmaindustrie gern ihre exorbitant hohen Preise. Weiterhin gibt sie aber doppelt so viel Geld für Marketing aus als für Forschung (arznei-telegramm 2011). Doch für neu zugelassene Präparate legen die Firmen oft nur »Langzeitstudien« über 9 bis 12 Wochen vor. Dies ist sehr kurz im Vergleich zu den langen Zeiträumen, über die Sie diese Medikamente einnehmen. Darum werden manche unerwünschte Wirkungen erst nach der Zulassung entdeckt.

Nach der Zulassung kommt für Neueinführungen die Zeit der Phase-IV-Studien, der sogenannten Anwendungsbeobachtungen. Die Kliniken, die sich an solchen Studien beteiligen, bekommen dafür von den Firmen Geld und haben damit ein finanzielles Interesse daran, möglichst viele Patienten als Studienteilnehmer zu rekrutieren. Uns sind Kliniken bekannt, die per Dienstanweisung ihre Ärzte zur Beteiligung an solchen Studien nötigen. Bedenklich ist außerdem, dass die Pharmafirmen direkt oder indirekt Einfluss nehmen auf den Aufbau und die Durchführung der Studien und somit dafür Sorge tragen, das von ihnen erwünschte Ergebnis zu erhalten.

Ein weiteres langjährig bekanntes Problem ist die Tatsache, dass Studien mit vom Auftraggeber Industrie unerwünschtem

Ergebnis – einer negativen Erkenntnis zu ihrem Wirkstoff – häufig gar nicht erst veröffentlicht werden. Dieses Schicksal trifft mindestens 50 Prozent aller Arzneimittelstudien, d. h. die Hälfte des aktuellen Wissens wird systematisch unterdrückt und der fachlichen und öffentlichen Diskussion entzogen. So war die Herstellerfirma erst nach erheblichem öffentlichen Druck bereit, die zwei Drittel ihrer Studien zu dem Antidepressivum Reboxetin zu veröffentlichen, die belegen, dass das Mittel keine Vorteile gegenüber älteren Antidepressiva hat und sogar häufiger zu unerwünschten Arzneimittelwirkungen führt. Erst nachdem diese Daten bekannt wurden, konnten Schritte eingeleitet werden, damit dieses Mittel nicht mehr zu Lasten der Krankenkasse verordnet werden kann (arznei-telegramm, 2010).

Dadurch, dass wissenschaftliche Erkenntnisse systematisch unterschlagen werden, weil sie nicht ins Marketingkonzept des Auftraggebers passen, sammeln sich mit der Zeit immer mehr positive Studienergebnisse im Bewusstsein der Fachöffentlichkeit an, während die Fakten, die diesem Ergebnis widersprechen und unter Umständen durchaus bedenkliche Nebenwirkungen aufzeigen können, möglichst lange in den Tresoren der Konzerne bleiben. »Publication bias« ist der Fachausdruck für das so entstehende verzerrte Bild der pharmakologischen Realität. Die Pharmafirmen profitieren dabei davon, dass in Deutschland Studien, die zur Zulassung eines Arzneimittels nötig sind, immer noch nicht grundsätzlich veröffentlicht werden müssen.

Wünschenswert: mehr Transparenz

Während in den USA seit 2008 alle Ergebnisse klinischer Studien veröffentlicht werden müssen (www.ClinicalTrials.gov), gibt es in der EU bisher keine ernsthaften Schritte in diese Richtung. Doch wir meinen, wenn Hunderte von Patienten sich für eine Studie zur Verfügung stellen, Ärzte und Wissenschaftler viel Zeit und Mühe investieren, um zu neuen Erkenntnissen zu gelangen, dann sollten die Ergebnisse auch den Beteiligten und der Allgemeinheit zufließen, denn letztlich wird jeder wissenschaftliche Anspruch, jede »evidenzbasierte Medizin*« ad absurdum geführt, wenn nur noch »erwünschte« Ergebnisse zur Kenntnis genommen werden können. Alle Patienten sollten einen gesetzlich abgesicherten Zugang zu an Menschen gewonnenen medizinischen Forschungsdaten haben, da wir zumindest indirekt, über die hohen Arzneimittelpreise und unsere Krankenkassenbeiträge, diese Art von Forschung finanzieren.

Solange wir uns nicht darauf verlassen können, umfassend über Nutzen und Risiken von Arzneimitteln informiert zu werden, das heißt, solange nicht garantiert ist, dass Studienergebnisse auf jeden Fall der Öffentlichkeit zugänglich gemacht werden, kann die Informationsflut durch Internet, Pharmareferenten*, Werbeanzeigen und Vorträge kaum eine Entscheidungshilfe für die ärztliche Verschreibungspraxis sein. Bis dahin mag es oft besser sein, den altbewährten Arzneisubstanzen zu vertrauen als blindgläubig den Hochglanzbroschüren zu folgen und mit neuen Wirksubstanzen zu experimentieren, ohne zu wissen, welche Risiken sie bergen.

Wir empfehlen jedem, der gebeten wird, an einer Studie teilzunehmen, nach einer Veröffentlichungsgarantie und nach den Geldgebern zu fragen. Auch jeder, der beruflich mit Arzneimittelstudien zu tun hat, ist gut beraten, nach den Auftraggebern zu fragen. Wer sich näher mit Arzneimittelwirkungen und -nebenwirkungen befassen will, kann sich alternativ um weitestgehend unabhängige Informationsquellen, wie z. B. das »arznei-telegramm« oder die Arzneimittelkommission der deutschen Ärzteschaft, bemühen. Auch der Verein »MEZIS« setzt sich zum Ziel, die Marketingeinflüsse in Klinik und Praxis öffentlich zu machen und zurückzudrängen (www.mezis.de).

Mehr Transparenz für Patienten und Verbraucher wünschen wir uns heute noch genauso wie vor fünf Jahren, doch die Transparenz im Pharmamarkt scheint kein Interesse der Politik zu sein. Stattdessen plant die Bundesregierung, das Werbeverbot für verschreibungspflichtige Arzneimittel aufzuheben. Wundern Sie sich also nicht, wenn Sie demnächst am Straßenrand große Plakate für Schlafmittel oder stimmungsstabilisierende Medikamente finden. Bitte glauben Sie auch nicht, dass es sich bei einem groß beworbenen Produkt um einen großen Fortschritt in der Psychopharmakotherapie handeln muss. Werbung soll Hoffnung, Glauben und Kauflust bewirken, mit Information hat sie meist wenig zu tun.

Was sagen Studien für Sie persönlich aus?

Die Ergebnisse von Arzneimittelstudien beziehen sich stets auf das untersuchte Patientenkollektiv* und werden in der Regel als prozentuale Symptomreduktion oder im Fall von Langzeitmedikation als Risikoreduktion ausgedrückt. Solche Zahlen lassen sich nicht unbedingt direkt auf Ihre persönliche Entscheidungssituation übertragen. So heißt es für die Phasenprophylaktika in einem modernen Standardlehrbuch (Berger 2004): »[Es] findet sich ein vollständiges Sistieren* (der Symptome) nur bei etwa 50 Prozent der Patienten, 25 Prozent zeigen kein und 25 Prozent nur ein inkomplettes Ansprechen auf die Lithiumprophylaxe.« Während also ohne Behandlung die meisten Patienten nach einer Manie* erneut erkranken, sind es unter Lithium immer noch 50 Prozent. Bei der einen Hälfte davon (25 Prozent) ist zumindest noch eine Verminderung der Häufigkeit und Schwere der Krankheitsphasen festzustellen, während sich bei der anderen Hälfte keinerlei Effekt zeigt. Das Problem ist, dass kein Mensch vorhersagen kann, zu welcher Gruppe Sie gehören, wenn Sie sich zusammen mit Ihrem Arzt für eine Lithiumtherapie entscheiden. Hier macht nur der Versuch klug.

Ähnlich ist es bei den Neuroleptika. Hier geht man davon aus, dass ohne Medikation ca. 75 bis 80 Prozent der Ersterkrankten mit einer Schizophrenie-Diagnose innerhalb der ersten 24 Monate weitere Krankheitsepisoden erleben. Mit einer Dauermedikation lässt sich diese Zahl auf 20 bis 25 Prozent reduzieren. Eine Vorhersage, ob Sie trotz Medikation erneute Krankheitsepisoden werden durchmachen müssen, ob Sie auch ohne Medikation gesund geblieben wären oder ob Sie zu den gut 50 Prozent Nutzern gehören, die von der Medikation tatsächlich profitieren, ist aber nicht möglich. Sie können nur im Sinne eines »Selbstversuches« die Entwicklung der Krankheitsepisoden über zwölf bis 24 Monate unter Medikation mit der Zeit ohne Medikation vergleichen, wenn Sie zu einer persönlichen Einschätzung kommen möchten.

Die Kombination verschiedener Psychopharmaka zur Behandlung von seelischem Leiden ist inzwischen sehr weit verbreitet. Nur für wenige dieser Kombinationen ist durch wissenschaftliche Studien die Überlegenheit gegenüber Monotherapien* einwandfrei belegt. Gesichert ist dagegen, dass das Nebenwirkungsrisiko bei Kombinationen überproportional ansteigt. Sie sollten Ihren Arzt oder Apotheker konkret auf mögliche

Wechselwirkungen ansprechen, wenn eine Kombination verschiedener Psychopharmaka geplant ist.

Es bleibt uns nur die Empfehlung, gerade bei Langzeitbehandlungen sorgfältig die Vor- und Nachteile, die erwünschten und die unerwünschten Wirkungen gegeneinander abzuwägen. Ohne Nachteile ist leider wohl keine Medikation zu haben, aber für Ihre wohlinformierte Zustimmung sollten die Vorteile klar überwiegen. Wir hoffen, dass unser Buch Ihnen eine solide Informationsbasis liefert, um selbst zu beurteilen, wie weit Ihnen Psychopharmaka helfen können und wann Sie andere Wege zur Genesung beschreiten wollen.

Literatur

In diese Liste haben wir Literatur aufgenommen, die wir verwendet oder auf die wir hingewiesen haben, soweit sie nicht im Text mit vollständigen Angaben zitiert wurde.

ADERHOLD, Volkmar (2007): Mortalität durch Neuroleptika. *Soziale Psychiatrie*, 118, 5–10.

ADERHOLD, Volkmar (2007): Partizipativer Umgang mit Neuroleptika. Subjektorientierte kooperative Psychopharmakotherapie psychotischer Menschen. In: KNUF, Andreas; OSTERFELD, Margret; SEIBERT, Ulrich (Hg.): Selbstbefähigung fördern. Empowerment und psychiatrische Arbeit. Bonn: Psychiatrie-Verlag.

ADERHOLD, Volkmar; ALANEN, Yrjö; HESS, Gernot; HOHN, Petra (Hg.) (2003): Psychotherapie der Psychosen. Integrative Behandlungsansätze aus Skandinavien. Gießen: Psychosozial Verlag.

Arzneimittelkommission der Deutschen Ärzteschaft (2007): Empfehlungen zur Therapie der Demenz. 3. Auflage. Berlin : Lehmanns Media.

arznei-telegramm (2010): Jahrgang 41, 1–3 und 111–112.

arznei-telegramm (2011): Jahrgang 42, Seite 41–43.

Barmer/GEK (2011): Arzneimittelreport 2011. www.barmer-gek.de/barmer/web/Portale/Versicherte/Komponenten/gemeinsame__PDF__Dokumente/Reports/PDF-Arzneimittelreport-2011,property=Data.pdf. Zugriff am 18.9.2011

Benkert, Otto; Hippius, Hans (2011): Kompendium der Psychiatrischen Pharmakotherapie. 8. Aufl., Heidelberg: Springer Verlag.

Berger, Matthias (Hg.) (2004): Psychische Erkrankungen. Klinik und Therapie. 2. Auflage, München/Jena: Verlag Urban & Fischer.

Burkhardt-Neumann, Carola (2000): Ähnlichkeit macht stark. Homöopathie und Selbstheilung bei seelischen Krankheiten. München: Zenit Verlag.

Deegan, Patricia: Selbstbestimmt mit Medikamenten umgehen. www.promentesana.ch/page.php?pages_id=265&language=de, Zugriff am 11.9.2011.

Deutsche Gesellschaft für Psychiatrie (2010): Memorandum der Deutschen Gesellschaft für Soziale Psychiatrie zur Anwendung von Antipsychotika. www.psychiatrie.de/data/pdf/68/0a/00/Broschuere_Neuroleptika.pdf, Zugriff am 19.9.2011.

Deutsches Ärzteblatt (2010): 107(22): 392–398.

Dielentheis, Thomas F.; Gründer, Gerhard (2008): Psychopharmaka in Schwangerschaft und Stillzeit. In: Holsboer, Florian; Gründer, Gerhard; Benkert, Otto: Handbuch der Psychopharmakotherapie, 1105–1118. Heidelberg: Springer Medizin Verlag.

Finzen, Asmus (2007): Basiswissen: Medikamentenbehandlung bei psychischen Störungen. Bonn: Psychiatrie Verlag.

Hibbeler, Birgit (2011): Ärztliche Versorgung alter Menschen. Reale Probleme und viel Polemik. Deutsches Ärzteblatt 108(1–2), A-14/B-12/C-12.

Ho, Beng-Choon; Andreasen, Nancy C.; Ziebell, Steven; Pierson, Ronald; Magnotta, Vincent (2011):

Long-term Antipsychotic Treatment and Brain Volumes. A Longitudinal Study of First-Episode Schizophrenia. *Archives of General Psychiatry* 68: 128–137.

Holsboer, Florian; Gründer, Gerhard; Benkert, Otto (2008): Handbuch der Psychopharmakotherapie. Heidelberg: Springer Medizin Verlag.

Kirsch, Irving; Deacon, Brett J.; Huedo-Medina, Tania B.; Scoboria, Alan; Moore, Thomas J. et al. (2008): Initial Severity and Antidepressant Benefits: A Meta-Analysis of Data Submitted to the Food and Drug Administration. www.plosmedicine.org/article/info:doi/10.1371/journal.pmed.0050045, Zugriff am 19.9.2011

Leucht, Stefan; Tardy, Magdolna; Komossa, Katja; Heres, Stephan; Kissling, Werner; Salanti, Georgia; Davis, John M (2012): Antipsychotic drugs versus placebo for relapse prevention in schizophrenia: a systematic review and meta-analysis. www.thelancet.com/journals/lancet/article/PIIS0140-6736%2812%2960239-6/fulltext, Zugriff am 12.2.2013

Lehmann, Peter (Hg.) (2008): Psychopharmaka absetzen. Erfolgreiches Absetzen von Neuroleptika, Antidepressiva, Phasenprophylaktika, Ritalin und Tranquilizern. 3. Auflage, Berlin: Antipsychiatrieverlag.

Lieberman, Jeffrey A.; Stroup, T. Scott; McEvoy, Joseph P. et al. (2005): Effectiveness of Antipsychotic Drugs in Patients with Chronic Schizophrenia. New England Journal of Medicine, 353 (12), 1209–1223.

Piontek, Rosemarie (2009): Mut zur Veränderung. Methoden und Möglichkeiten der Psychotherapie. Bonn: Balance Buch und Medien Verlag.

SCHÄFER, Christof; SPIELMANN, Horst; VETTER, Klaus (2006): Arzneiverordnung in Schwangerschaft und Stillzeit. 7. Aufl., München, Jena: Verlag Urban und Fischer.

SCHOU, Mogens (1997): Lithiumbehandlung der manisch-depressiven Krankheit. Informationen für Arzt, Patient und Angehörige. 4. überarbeitete Auflage, Stuttgart: Thieme Verlag.

WEINMANN, Stefan (2010): Medikamente in der Psychiatrie. Anspruch und Wirklichkeit. *pflegen: psychosozial*, Heft 3, 38–42.

WEINMANN, Stefan (2010): Erfolgsmythos Psychopharmaka. Warum wir Medikamente in der Psychiatrie neu bewerten müssen. Bonn: Psychiatrie Verlag.

Nützliche Adressen

Nachfolgend nennen wir einige Postadressen, Telefon- und Faxnummern sowie Internetseiten, von denen Sie weitere Informationen zu Psychopharmaka und anderen Themen rund um die Psychiatrie erhalten können.

Bundesverband der Angehörigen psychisch Kranker (BApK)
Geschäftsstelle Bonn
Oppelner Straße 130, 53119 Bonn
Telefon: 02 28 - 63 26 46, Fax: 02 28 - 65 80 63
www.bapk.de

Bundesverband Psychiatrie-Erfahrener e. V. (BPE)
Geschäftsstelle
Wittener Straße 87, 44789 Bochum
Telefon: 02 34 - 68 70 55 52, Fax: 0234 - 6 40 51 03
www.bpe-online.de

Dachverband Gemeindepsychiatrie e. V.

Oppelner Straße 130, 53119 Bonn
Telefon: 02 28 - 69 17 59, Fax: 02 28 - 65 80 63
www.psychiatrie.de/dachverband

Deutsche Gesellschaft für Bipolare Störungen e. V. (DGBS)

Unter www.dgbs.de/selbsthilfe.html sind lokale Selbsthilfegruppen und viele Selbsthilfetipps für bipolare Störungen erfahrbar.

Deutsche Gesellschaft für Soziale Psychiatrie (DGSP)

Geschäftsstelle
Zeltinger Straße 9, 50969 Köln
Telefon: 02 21 - 51 10 02, Fax: 02 21 - 52 99 03
www.psychiatrie.de/dgsp

Psychiatrie-Netz

Unter der Internet-Adresse www.psychiatrie.de können Sie weitere Informationen über das psychiatrische Versorgungsnetz, aktuelle Tagungen und Veröffentlichungen usw. erhalten. Unter www.psychiatrie.de/beratung können Sie Fragen an Experten richten, unter anderem zu Psychopharmaka.

Autoren

Wenn Sie Fragen an uns haben, erreichen Sie uns über den Verlag:
BALANCE buch + medien verlag
Ursulaplatz 1, 50668 Köln
Telefon: 0221 1679890, Fax: 0221 16798920
E-Mail: info@balance-verlag.de
www.balance-verlag.de

Affektive Störungen betreffen vor allem den Bereich der Stimmungen und des Gefühlserlebens. Im engeren Sinne versteht man darunter manische* und depressive* Störungen. Weitere Erläuterungen finden Sie in den Kapiteln »Phasenprophylaktika« und »Antidepressiva«.

Agranulozytose ist das weitgehende oder gar vollständige Fehlen weißer Blutkörperchen (Granulozyten oder – allgemeiner – Leukozyten) im Blut. Weil diese Blutkörperchen zur Abwehr bakterieller Infektionen benötigt werden, ist eine Agranulozytose eventuell lebensgefährlich, da Bakterien sich schon nach banalen Infektionen (nahezu) ungehindert vermehren und im Körper verbreiten können.

Angststörungen: Unter diesem Sammelbegriff werden Störungen zusammengefasst, deren vorherrschendes Symptom Angst ist: Phobien (Ängste vor bestimmten Situationen oder Objekten), diffuse Ängste (generalisierte Angststörungen) und Panikattacken.

Anticholinergika, anticholinerge Wirkung: Anticholinergika sind eine seit langem bekannte und am längsten in der Parkinson-Therapie eingesetzte Wirkstoffgruppe. Sie vermindern die Freisetzung bzw. Wirkung des aktivierenden Botenstoffs Acetylcholin im Gehirn, der bei der Parkinson-Krankheit und dem Parkinson-Syndrom im Überschuss vorhanden ist und dadurch Bewegungsstörungen auslöst.

Antiepileptika: Als Antiepileptika oder Antikonvulsiva bezeichnet man Medikamente gegen epileptische Krampfanfälle. Einige Antiepileptika haben, wie man in den letzten Jahren herausgefunden hat, die Eigenschaft, affektiven* Störungen vorzubeugen und manische* Symptome zu unterdrücken. Sie werden darum im Kapitel »Phasenprophylaktika« besprochen.

Antihistaminika: Medikamente, die der Wirkung der im ganzen Körper natürlich vorkommenden Substanz Histamin entgegenwirken, heißen Antihistaminika. Histamin ist an der Auslösung allergischer Reaktionen beteiligt, etwa den juckenden Hautbläschen bei Kontaktallergien, der juckenden geröteten Schwellung nach Insektenstich oder dem allergischen Kreislaufschock. Viele gängige Antihistaminika sind mit den trizyklischen* Psychopharmaka chemisch eng verwandt. Ebenso wie diese haben sie meist sedierende* Wirkungen.

Atypische Neuroleptika (Atypika): Mittel gegen Psychosen heißen »atypisch«, wenn sie vor allem zwei Besonderheiten im Vergleich zu »typischen« (klassischen) Neuroleptika aufweisen: ein geringeres Risiko motorischer Nebenwirkungen (EPS*) und eine günstigere Wirkung bei Minussymptomen*.

Barbiturate: In der ersten Hälfte des 20. Jahrhunderts waren die Barbiturate die meistgebrauchten Beruhigungs- und Schlafmittel. Etliche, untereinander chemisch eng verwandte Substanzen waren im Handel. Sie sind durch die Benzodiazepine*, die bei gleichem Wirkungsspektrum weniger Nebenwirkungen aufweisen, aus der Psychiatrie praktisch vollständig verdrängt worden.

Bedürfnisangepasste Behandlung (Need Adapted Treatment): Unter diesem Begriff wurde seit den 1980er-Jahren in vielen Regionen Finnlands und Schwedens eine besondere Form der Behandlung akuter – vor allem erstmals auftretender – Psychosen eingeführt, die sehr stark psychotherapeutisch ausgerichtet ist, die stationäre Behandlung weitgehend durch ambulante Hilfe ersetzt und das soziale Umfeld konsequent einbezieht. Wie die begleitende Forschung zeigen konnte, sind die Ergebnisse dieser Behandlungsform besser als die der auch bei uns üblichen Standardbehandlung. Neuroleptika werden wesentlich sparsamer eingesetzt, viele Betroffene kommen sogar ganz ohne sie aus, zumindest ohne Langzeitverordnung. ADERHOLD u.a. (2003) geben einen ausführlichen Überblick über diese Ansätze.

Benzodiazepine sind die heute gebräuchlichste Gruppe der Beruhigungs- und Schlafmittel. Sie werden im Kapitel »Tranquilizer und Hypnotika« ausführlich beschrieben.

Bipolare Störungen, bipolare affektive Störungen: Bei den affektiven* Störungen – also Manie* und Depression* – werden verschiedene Verlaufsformen unterschieden. Als »bipolar« werden sie bezeichnet, wenn im Laufe der Zeit sowohl manische als auch depressive Syndrome* aufgetreten sind. Vergleiche unipolare* Depression und schizoaffektive* Störung.

Blutbild: Mit diesem Kurzwort meinen Ärzte den Gehalt des Blutes an Zellen (roten und weißen Blutkörperchen und Blutplättchen). Die Bestimmung des Blutbildes erfolgt aus dem venösen Blut (also der normalen »Blutabnahme« aus der Armbeuge oder dem Unterarm) oder dem Kapillarblut (entnommen aus der Fingerspitze). Beim Einsatz einiger Psychopharmaka kann es zu einer Agranulozytose* kommen. Um diese Nebenwirkung frühzeitig zu erkennen, bestimmt man in regelmäßigen Abständen das Blutbild, in diesen Fällen vor allem den Gehalt an weißen Blutzellen.

Blutspiegel oder – korrekter – Serumspiegel (Serumkonzentration) ist die Konzentration einer bestimmten Substanz in der Blutflüssigkeit (dem Serum). Beispielsweise liegt der therapeutisch nützliche Serumspiegel des Phasenprophylaktikums* Lithium zwischen 0,4 und 1,0 mmol/l*.

Cholinesterase-Hemmer sind Substanzen zur symptomatischen Behandlung der Alzheimer-Demenz. Sie verhindern, dass bereits gebildetes Acetylcholin im Gehirn wieder abgebaut wird, und sorgen so dafür, dass dieser Neurotransmitter* länger zur Verfügung steht. Damit kann dieser auch die Weiterleitung von Informationen im Gehirn verbessern. Bei Alzheimer-Patienten wird im Laufe ihrer Erkrankung immer weniger Acetylcholin produziert. Der zunehmende Botenstoffmangel macht sich durch Lern- und Erinnerungsstörungen bemerkbar.

Delir ist eine psychische Störung, die durch unterschiedliche organische Einwirkungen auf das Gehirn bedingt sein kann. Am bekanntesten dürfte das Entzugsdelir bei abruptem Absetzen von Alkohol oder Tranquilizern* sein; ein Delir kann aber auch als unmittelbare Wirkung verschiedener psychotroper* Substanzen auftreten, vor allem im höheren Lebensalter oder bei Vorliegen organischer Hirnschäden.

Depression: Als Depression bezeichnen die Psychiater eine affektive* Störung mit einer Vielzahl möglicher Symptome, im Vordergrund stehen Störungen des Gefühlserlebens, des Denkens und des Antriebs. Eine ausführliche Beschreibung finden Sie im Kapitel »Antidepressiva«.

Diabetes mellitus ist der medizinische Fachbegriff für die »Zuckerkrankheit«. Ihr liegt ein Mangel an Insulin im Blut zugrunde, das im Zusammenwirken mit anderen Hormonen den Blutspiegel* an Zucker (Glucose) konstant hält. Diabetiker leiden darum an stark schwankenden Blutzuckerwerten, langfristig verbunden mit möglichen Organschäden. Einige Psychopharmaka, vor allem einige atypische* Neuroleptika, können – wie viele andere Medikamente auch – einen Diabetes auslösen.

Dopaminagonist ist eine Substanz, die im gleichen Sinne im Nervensystem wirkt wie der Botenstoff oder Neurotransmitter* Dopamin.

Dopaminantagonist ist eine Substanz, die im Nervensystem die Wirkung des Botenstoffs oder Neurotransmitters* Dopamin hemmt, ohne selbst eine Wirkung an dessen Stelle auszulösen.

Einschleichende Dosierung: Viele Medikamente verursachen besonders viele Nebenwirkungen, wenn sie sofort in einer voll wirksamen Dosis verordnet werden, und werden besser vertragen, wenn man mit geringen Dosierungen beginnt und dann in mehreren Schritten die Dosis erhöht. Dieses Vorgehen zu Beginn einer Behandlung heißt »einschleichende Dosierung«.

EPS (extrapyramidalmotorische Symptome): Bewegungsstörungen, die vor allem unwillkürliche Bewegungsabläufe betreffen, nennt man »extrapyramidalmotorische Symptome«, abgekürzt »EPS«. Solche Bewegungen können durch Willensanstrengung vorübergehend unterdrückt oder abgeschwächt werden, treten aber wieder (stärker) auf, wenn man nicht auf sie achtet. Bei Erregung sind sie verstärkt, in Ruhe und beim Schlafen werden sie schwächer oder verschwinden ganz. Für EPS kann es viele Ursachen geben, beispielsweise degenerative oder entzündliche Hirnkrankheiten. Sie werden relativ häufig durch klassische (typische) Neuroleptika ausgelöst, und zwar in Abhängigkeit von der neuroleptischen* Potenz.

Evidenzbasierte Medizin: Unter evidenzbasierter Medizin versteht man die bestmögliche Patientenbehandlung auf der Grundlage der vorhandenen wissenschaftlichen Untersuchungen in Verbindung mit der Berufserfahrung des verordnenden Arztes und seiner Kenntnis des individuellen Patienten. Bisher allgemein anerkannte Untersuchungs- und Behandlungsverfahren werden nach wissenschaftlichen Kriterien bewertet und ggf. durch solche ersetzt, die wirksamer, genauer und sicherer sind. Unveröffentlichte Studien können allerdings bei diesem Verfahren nicht berücksichtigt werden.

Floppy-Infant-Syndrom: Substanzen, die eine künstliche Erschlaffung der Muskulatur herbeiführen, können zu einer schwerwiegenden Nebenwirkung beim Säugling führen, wenn die Mutter sie um die Zeit der Geburt eingenommen hat und sie darum auch im kindlichen Blutkreislauf auftreten. Sie verursachen dann eine Schlaffheit der Muskeln, so dass das Kind nach der Geburt unter Umständen zu einer ausreichenden selbständigen Atmung nicht in der Lage ist und einige Tage lang intensivmedizinisch überwacht werden muss. Dieses Syndrom* heißt »Floppy-Infant-Syndrom«.

GABA (Gamma-Hydroxy-Amino-Buttersäure) ist ein Neurotransmitter*. Die GABA ist vor allem verantwortlich für die Abschwächung von Reizweiterleitungsvorgängen an der Synapse, sie verhindert also sozusagen eine »Überhitzung« dieser Vorgänge im Gehirn. Weitere Erläuterungen finden Sie im Kapitel »Tranquilizer und Hypnotika«.

Generischer Name: Chemische Substanzen, die als Medikamente verwendet werden, haben neben der oft sehr langen und umständlichen chemischen Formel meist noch einen Kurznamen, den sogenannten »generischen« Namen. So hat man sich beispielsweise für die Substanz mit der chemischen Formel 7-chlor-1,3-dihydro-1-methyl-5-phenyl-2H-1,4-benzodiazepin-2-on auf den generischen Namen »Diazepam« geeinigt. Daneben erhalten in Fabriken hergestellte Fertig-Arzneimittel von ihrer Herstellerfirma jeweils noch einen Markennamen, Diazepam wird beispielsweise unter den Markennamen »Valium®«,

»Faustan®« und etlichen weiteren Namen vertrieben. Wir haben in diesem Buch Markennamen mit dem üblichen Zeichen® versehen, während die generischen Namen ohne weitere Zusätze verwendet werden.

Genesungsbegleiter: Psychiatrieerfahrene, die sich in EX-IN-Kursen weitergebildet haben. EX-IN (Experienced Involvement) bedeutet die Beteiligung von Erfahrenen. Der deutschlandweite Aufbau von EX-IN-Trainings hat bewirkt, dass nun auch in der Allgemeinpsychiatrie, ähnlich wie in der Suchtbehandlung, Menschen ihre eigenen Erfahrungen als Betroffene in die psychiatrische Versorgung einbringen können, z.B. als Mitarbeiter psychiatrischer Dienste oder als Dozenten von Fort- und Weiterbildungen. Weitere Informationen dazu finden Sie unter www.ex-in.de.

Gerontopsychiatrie ist ein Spezialgebiet der Psychiatrie, das sich mit Erkennung und Behandlung psychischer Störungen im höheren Lebensalter beschäftigt. In großen psychiatrischen Krankenhäusern gibt es meist eigene gerontopsychiatrische Abteilungen.

Grundumsatz: ist diejenige Energiemenge, die der Körper pro Tag bei völliger Ruhe, einer Außentemperatur von 28° C und nüchtern zur Aufrechterhaltung seiner Funktion benötigt.

Halbwertzeit: Als »biologische Halbwertzeit« bezeichnet man die Zeit von der Einnahme einer Substanz bis zur Halbierung der im Körper befindlichen Restmenge. Vereinfacht kann man sich vorstellen, dass nach dieser Zeitspanne noch die Hälfte der anfänglichen Wirkstärke vorliegt. Je länger die Halbwertzeit, desto länger wirkt die eingenommene Substanz nach. Ob man eine solche Restwirkung subjektiv noch spürt, hängt aber von weiteren Faktoren ab, insbesondere von der eingenommenen Dosis. Die Halbwertzeiten der gängigen Psychopharmaka sind sehr unterschiedlich. Sie liegen etwa für Benperidol bei rund fünf Stunden, für Fluspirilen dagegen bei ungefähr einer Woche. Deswegen muss Benperidol (Glianimon®) drei- bis viermal täglich eingenommen werden, während Fluspirilen (Imap ®) nur einmal wöchentlich als »Depotspritze« verabreicht wird.

Hang-over – deutsch »Überhang« – ist die Fachbezeichnung für eine Wirkung, die deutlich länger andauert als beabsichtigt. Wenn beispielsweise ein Schlafmittel eine lange Halbwertzeit* hat, wirkt es unter Umständen weit in den nächsten Tag hinein, wesentlich länger als es sinnvoll wäre. Solche Substanzen sollten darum als Schlafmittel nicht verwendet werden (vgl. Kapitel »Tranquilizer und Hypnotika«).

Hypomanie ist ein nur schwach ausgeprägter Zustand von überschießendem Tatendrang, übertrieben guter Stimmung (Euphorie) und Neigung zur Selbstüberschätzung und Überforderung der eigenen Kräfte – sozusagen eine »schwache Manie*«. Sie tritt relativ häufig nach Depressionen auf und klingt meist nach kurzer Zeit ab, kann sich allerdings auch zu einer ausgeprägten Manie verstärken. In der Fachwelt ist zurzeit umstritten, ob ein Auftreten von Depression und Hypomanie als »Bipolar-II-Störung« diagnostiziert und mit Phasenprophylaktika behandelt werden sollte (vgl. das Kapitel »Phasenprophylaktika«).

ICD-10: Die Weltgesundheitsorganisation gibt in größeren Zeitabständen eine systematisierte Liste aller medizinischen Diagnosen heraus, die »International Classification of Diseases« (ICD). Zurzeit gilt die 10. Ausgabe, kurz als ICD-10 bezeichnet (die 11. Ausgabe ist kurz vor ihrer Fertigstellung). Nach dem Kapitel F des ICD-10 werden alle psychischen Störungen bezeichnet und mit Schlüsselnummern versehen. So heißt beispielsweise die früher als »manisch-depressiv« bezeichnete Krankheit jetzt »bipolare* affektive Störung« und hat die Schlüsselnummer F33 mit den Unterformen F33.0 bis F33.9.

Indikationen und Kontraindikationen: Die Symptome oder Syndrome*, bei denen ein Medikament mit Aussicht auf Erfolg eingesetzt werden sollte, heißen »Indikationen«. Syndrome, bei denen es wegen Unverträglichkeit oder möglicher gefährlicher Nebenwirkungen nicht eingesetzt werden darf, heißen »Kontraindikationen«.

Katatonie: Als Katatonie bezeichnet man eine seltene Form akuter schizophrener Psychosen, bei der Bewegungs- und Antriebsstörungen im Vordergrund stehen.

Kontraindikationen, kontraindiziert: siehe unter Indikationen.

Kurierfreiheit: Ärzte sind in der Auswahl ihrer Behandlungsmethoden prinzipiell frei und eigenverantwortlich, sie genießen also »Kurierfreiheit«. Allerdings gibt es mittlerweile eine zunehmende Zahl von Leitlinien, die den Anspruch erheben, den wissenschaftlichen Kenntnisstand über die besten Behandlungsmethoden für ein Krankheits- oder Störungsbild zu beschreiben. Trotzdem kann es im Einzelfall sinnvoll sein, von solchen standardisierten Verfahren abzuweichen, und es ist das Recht und die Pflicht des Arztes, dies in jeder Situation zu prüfen. Dazu gehört auch die Möglichkeit, Medikamente gegen Krankheiten oder Störungen zu verordnen, für die sie behördlich nicht zugelassen sind (»Off-Label-Use«). Weil der verordnende Arzt sich in diesen Fällen nicht auf amtliche Zulassungen berufen kann, trägt er allerdings ein erhöhtes Haftungsrisiko.

Manie: Als »manisch« bezeichnen die Psychiater einen Zustand mit extrem übersteigertem Eigenantrieb und Tatendrang, stark gehobener (euphorischer) oder gereizter (dysphorischer) Stimmung, Selbstüberschätzung bis hin zum Größenwahn und Vernachlässigung aller Tätigkeiten, die der Erholung und Regeneration dienen. Als Psychopharmaka kommen vor allem Phasenprophylaktika und Neuroleptika zum Einsatz.

MAO-Hemmer: Die Monoaminooxidase, abgekürzt MAO, ist als Enzym am chemischen Abbau der Neurotransmitter* beteiligt – die meisten von ihnen sind in der chemischen Nomenklatur »Monoamine« und werden durch Oxidierung unwirksam. MAO-Hemmer sind Substanzen, die diese Wirkung des Enzyms behindern und somit den Abbau der Neurotransmitter verlangsamen. Dadurch erhöht sich deren Konzentration im synaptischen* Spalt, die Reizweiterleitung wird verstärkt. Weitere Einzelheiten: siehe Kapitel »Antidepressiva«.

Metaboliten sind Substanzen, die durch Stoffwechselvorgänge aus einer Ausgangssubstanz hervorgehen – vereinfacht gesagt, Abbauprodukte.

Metall-Ion: Im chemischen Periodensystem bezeichnet man Elemente als Metalle, die über freie Elektronen verfügen und deshalb elektrisch leitfähig sind. Als Ionen liegen sie vor, wenn sie eines oder mehrere freie Elektronen an andere Stoffe abgegeben haben – Lithium (Li) wird z. B. zum Lithium-Ion (Li^+).

Minussymptome sind Symptome von – meist länger bestehenden – Psychosen, und zwar Antriebsverminderung, sozialer Rückzug, geringe emotionale Beteiligung an den Vorgängen der Umgebung. Wenn diese Besonderheiten im Vordergrund stehen, sprechen die Psychiater auch vom psychotischen (schizophrenen) Residualsyndrom.

mmol/l: Die Abkürzung »mol« bezeichnet das Molekulargewicht (Summe der Atomgewichte eines Moleküls) in Gramm, »mmol« (Milli-Mol) dementsprechend in Milligramm. Die Einheit »mmol/l« ist somit eine Einheit für die Konzentration eines Stoffes in einer Flüssigkeit.

Monotherapie: Eine Therapie, die nur aus einer einzigen Maßnahme besteht, zum Beispiel der Verordnung nur eines einzigen Medikaments, wird als Monotherapie bezeichnet.

Motorik: Die Gesamtheit aller Muskelbewegungen wird als Motorik bezeichnet.

Neuroleptische Potenz ist die Stärke der antipsychotischen Wirkung eines Neuroleptikums. Der Begriff wird im Kapitel »Neuroleptika« erläutert.

Neurotoxizität: Dieser Begriff bezeichnet die Schädlichkeit einer Substanz oder eines Zustands für Nervengewebe.

Neurotransmitter sind Substanzen, die für die Weiterleitung von Informationen in der Synapse* verantwortlich sind (siehe dort). Dazu gehören Dopamin, Serotonin, Noradrenalin, Acetylcholin und GABA*. Zu jedem Neurotransmitter gibt es spezifische Rezeptormoleküle. In den einzelnen Hirnregionen stehen jeweils unterschiedliche Neurotransmitter zur Verfügung. Daher kommen jeder dieser Substanzen unterschiedliche Aufgaben – psychische Funktionen – zu, die wir in den Psychopharmaka-Kapiteln besprechen.

Non-Benzodiazepine sind Medikamente mit beruhigender, angstlösender und/oder schlaffördernder Wirkung, die mit den Benzodiazepinen chemisch nicht verwandt sind. Einige werden im Kapitel »Tranquilizer und Hypnotika« näher beschrieben.

Opiate: Substanzen, die chemisch und in ihrer Wirkung mit den Wirkstoffen der Opium-Tinktur verwandt sind, werden mit dem Sammelbegriff »Opiate« bezeichnet. Zu ihnen gehören Morphin, Heroin, Codein, Methadon und einige stark wirkende Schmerzmittel.

Patientenkollektiv ist eine Gruppe von Patienten, die in eine bestimmte Untersuchung oder Studie eingehen.

Pharmareferent ist ein Außendienst-Mitarbeiter eines pharmazeutischen Unternehmens, dessen Aufgabe es ist, Ärzten und Apothekern die Präparate seiner Firma nahezubringen, sie bei der Anwendung zu beraten und dabei für die Verwendung der Medikamente zu werben.

Plazeboeffekt: Auch Scheinmedikamente ohne pharmakologischen Wirkstoff – Plazebos – können Wirkungen auf das körperliche und seelische Befinden entfalten, die sogenannten Plazeboeffekte.

postsynaptisch: Der Teil der Synapse* hinter dem flüssigkeitsgefüllten Spaltraum heißt »postsynaptisch«. Je nach Synapsentyp kann es sich um die Oberfläche einer Nervenzelle oder eine fingerförmige, faserige Ausstülpung (Dendrit) einer Nervenzelle handeln. Entlang dieser Oberfläche werden die elektrischen Impulse (Aktionspotenziale) weitergeleitet, wenn sie den synaptischen Spalt überbrückt haben.

präsynaptisch: Der Teil einer Synapse* vor dem flüssigkeitsgefüllten Spaltraum heißt »präsynaptisch«. Es handelt sich um eine kolbenförmige Verdickung am Ende einer Nervenfaser. Hier treffen die elektrischen Impulse (Aktionspotenziale) ein, die über den synaptischen Spalt hinweg weitergeleitet werden.

Psychose: Psychiater bezeichnen jede schwere seelische Störung, die mit erheblichem Realitätsverlust verbunden ist, als Psychose. Dabei können die Wahrnehmung der Realität oder die Fähigkeit, sich angemessen zu verhalten, erheblich beeinträchtigt sein. Psychosen können eindeutige körperliche Ursachen haben (organische Psychosen) oder durch eine Vielzahl ursächlicher Faktoren entstehen. Zur letzteren Gruppe, die früher als »endogene

Psychosen« bezeichnet wurden, gehören affektive* und schizophrene* Störungen. In der Praxis sind meistens schizophrene Störungen gemeint, wenn von »Psychose« die Rede ist.

psychotrope Wirkung, psychotrope Substanzen: Wirkungen von eingenommenen Substanzen auf seelische Funktionen und das seelische Erleben bezeichnet man als psychotrop. Nur ein Teil der Substanzen mit psychotropen Wirkungen wird als Psychopharmaka eingesetzt, andere werden legal oder illegal als Genussdrogen verwendet.

Rezeptoren: Siehe Neurotransmitter.

Rückfall: Ist eine (körperliche oder psychische) Erkrankung noch nicht ganz abgeklungen oder ausgeheilt und kommt es in dieser Phase zu einer erneuten Verschlechterung der Krankheitssymptome, so ist dies ein Rückfall. Wenn allerdings zwischenzeitlich die Symptome völlig abgeklungen waren, ist es korrekter, von einer Wiedererkrankung zu sprechen.

Schizoaffektive Störung: Bei der schizoaffektiven Störung treten schizophrene und affektive, also manische und/oder depressive Symptome in der gleichen akuten Erkrankungsepisode auf. Diese Erkrankung ist also eine Mischform zwischen schizophrener und affektiver Störung.

Schizophrenie ist eine Form der Psychose*, bei der Veränderungen von Gedanken, Wahrnehmung, Handeln und Ich-Erleben im Vordergrund stehen. In akuten Krisen erleben Betroffene Veränderungen der vertrauten Wirklichkeit, die stark ängstigend sein können, und entwickeln häufig Wahnideen, die mit Halluzinationen verbunden sein können (paranoide Form der Schizophrenie). Es gibt aber auch andere Formen akuter Krisen, zum Beispiel die Katatonie*. Während etwa die Hälfte derjenigen, die eine oder mehrere akute schizophrene Psychosen erleben, während der übrigen Zeit ganz oder weitgehend gesund leben, leiden andere oft lange Zeit unter mehr oder weniger schweren Beeinträchtigungen (vgl. auch Minussymptome).

sedieren, Sedierung: Die beruhigende, allgemein dämpfende Wirkung eines Arzneimittels nennt man sedierende Wirkung bzw. Sedierung.

Serumkonzentration: Siehe Blutspiegel.

Sistieren: zum Stillstand kommen.

Soteria: Mit diesem Namen bezeichnet man eine besondere Form betreuter Wohngemeinschaften für Menschen mit akuten psychotischen (schizophrenen) Krisen, die als Alternative zur üblichen psychiatrischen Station zunächst in den USA (durch Loren Mosher), dann auch in Europa errichtet wurden. Während die amerikanischen Soteria-Häuser jeweils nach einigen Jahren wieder geschlossen werden mussten, existiert die Soteria Bern, die von Luc Ciompi und Mitarbeitern gegründet wurde, seit 1984 und hat mehrere Nachahmerprojekte in Deutschland gefunden. In rund zwanzig psychiatrischen Kliniken gibt es außerdem Akutstationen, die zumindest einige Elemente der Soteria-Arbeit übernommen haben.

SNRI: Serotonin-Noradrenalin-Wiederaufnahmehemmer sind Antidepressiva, deren Wirkung sowohl auf Veränderungen des Serotonin- als auch des Noradrenalin-Stoffwechsels beruhen.

SSRI: Selektive Serotonin-Wiederaufnahmehemmer sind Antidepressiva, die nur auf Serotonin wirken, indem sie die Wiederaufnahme dieses Botenstoffs in die präsynaptische* Nervenendigung hemmen.

Standarddosis, Standarddosierung: Soweit wir Angaben zu üblichen Dosierungen machen, beziehen sie sich auf Männer im mittleren Erwachsenenalter mit einem Körpergewicht von etwa 70

Kilogramm. Das ist leider in der Pharmakologie so üblich, für diese Personengruppe werden Standardempfehlungen zu Dosierungen erarbeitet und überprüft. Getrennte Dosierungsempfehlungen für Frauen gibt es nicht, obwohl sie wegen Unterschieden im Stoffwechsel vielfach erforderlich wären. Ältere Menschen benötigen deutlich niedrigere Dosierungen – als Anhaltspunkt dürfen Sie im Rentenalter von der Hälfte der angegebenen Dosierung ausgehen. Bei erheblich über- oder unterdurchschnittlichem Körpergewicht müssen die Dosierungen ebenfalls angepasst werden. Für einzelne Medikamenten sowie im Einzelfall können aber andere Regeln gelten.

Störungen sind allgemein von der Norm abweichende Befunde oder Befindlichkeiten. In der ICD-10* hat diese Bezeichnung weitgehend den Begriff »Krankheit« abgelöst.

Suizidgefahr: Das Risiko, dass eine Person sich in unmittelbarer Zukunft das Leben nehmen könnte, wird als Suizidgefahr bezeichnet.

Switch: Den raschen Wechsel von einer depressiven Stimmungslage in eine manische* unter der Behandlung mit antidepressiven Medikamenten nennt man Switch.

Synapse, synaptischer Spalt: Als Synapsen bezeichnet man die Verbindungsstellen zwischen Nervenleitungen (siehe Abbildung): Zwischen dem präsynaptischen* Ende einer Nervenfaser und den postsynaptischen* Nervenstrukturen befindet sich ein mit Hirnflüssigkeit (Liquor) gefüllter Spaltraum. Alle seelischen Funktionen sind an die Weiterleitung von elektrischen Entladungen (Aktionspotenzialen) entlang von Nervenfasern und an die Überbrückung dieser synaptischen Kopplungsstellen gebunden.

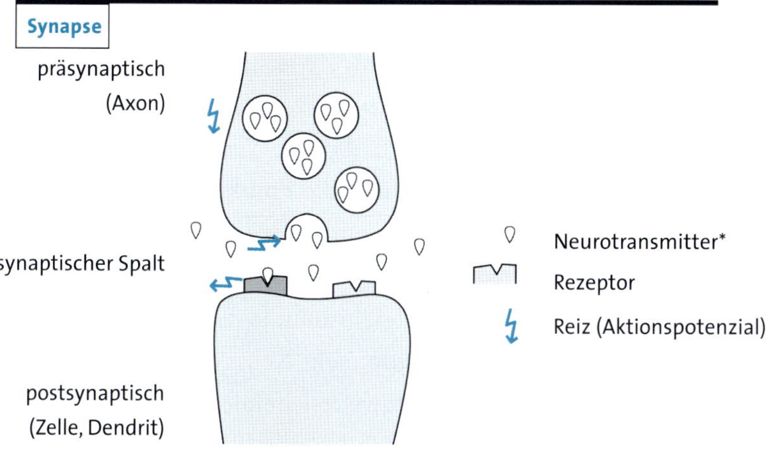

Der obere Teil der Abbildung zeigt das Ende einer Nervenfaser (Axon), der untere Teil die daran anschließende Nervenzelle bzw. deren Ausstülpung (Dendrit). Wie geschieht nun die Weiterleitung der eintreffenden elektrischen Entladungen über den synaptischen Spalt hinweg?

Im Axon sind Moleküle von Botenstoffen, den sogenannten Neurotransmittern, gespeichert. Es gibt in verschiedenen Arealen des Gehirns eine ganze Reihe von Botenstoffen mit unterschiedlichen psychischen Wirkungen. Dopamin, Acetylcholin, Serotonin oder Noradrenalin sind nur einige davon.

Jede eintreffende elektrische Entladung (Aktionspotenzial) bewirkt die Freisetzung von Neurotransmitter-Molekülen aus den Speicherbläschen. Diese verteilen sich in der Flüssigkeit, die den synaptischen Spaltraum ausfüllt. Dadurch können sie auf spezifische Moleküle an der Oberfläche der weiterleitenden Nervenzelle treffen, die Rezeptoren, mit denen sie vorübergehend eine chemische Verbindung eingehen. Diese bewirkt die Entstehung einer neuen elektrischen Entladung, die ihrerseits an der Oberfläche der Nervenzelle und ihrer Verlängerung, der Nervenfaser, weitergeleitet wird. Zwischen den eintreffenden und den weitergeleiteten elektrischen Entladungen besteht ein Mengenverhältnis, das durch die zur Verfügung stehenden Neurotransmitter-Moleküle und die Empfindlichkeit der Rezeptoren beeinflusst wird: Je mehr Reize (in Form elektrischer Entladungen) die Synapse erreichen, desto mehr Moleküle gelangen in den synaptischen Spaltraum; je mehr Moleküle sich dort insgesamt befinden, umso mehr Reize werden durch Ankoppelung an Rezeptoren der weiterleitenden Nervenzelle ausgelöst. Dieses Mengenverhältnis kann individuell unterschiedlich sein.

Syndrom: Wenn bei einer Erkrankung eine Gruppe von Krankheitszeichen (Symptomen) gleichzeitig auftritt, spricht man von einem Syndrom.

Tetrazyklisch: Dieser Begriff bezieht sich auf die chemische Struktur von Medikamenten, die als Grundgerüst vier miteinander verbundene Kohlenstoff-Ringe aufweisen.

Therapeutische Breite: Der Bereich zwischen der höchsten wirksamen und der niedrigsten zu Vergiftungs- oder Überdosierungszeichen führenden Dosis eines Medikamentes ist die therapeutische Breite dieses Medikamentes.

Tinnitus bezeichnet Ohrgeräusche, die nicht auf eine für andere wahrnehmbare Schallquelle zurückzuführen sind. Oft hören Betroffene ein Piepen, Klingeln oder Rauschen. Der Tinnitus ist von akustischen Halluzinationen zu unterscheiden.

Trizyklisch: Der Begriff bezieht sich auf die chemische Struktur von Medikamenten, die als Grundgerüst drei Kohlenstoff-Ringe aufweisen. Trizyklische Strukturen sind kennzeichnend für zahlreiche Antidepressiva und Neuroleptika.

Unipolare Depression: Hierbei handelt sich um affektive* Störungen, bei denen es im Verlauf nur zu depressiven, nicht aber zusätzlich zu manischen* Episoden kommt.

Zielsyndrome, Zielsymptome: Krankheitserscheinungen (Symptome bzw. Syndrome*), die mit einem Medikament gebessert werden sollen – auf die das Medikament also sozusagen »zielt« – werden als Zielsymptome oder -syndrome bezeichnet. Um zu ermitteln, ob ein Medikament den gewünschten Effekt hat, kann es im Vorfeld wichtig sein, diese Behandlungsziele zu definieren, da sonst der Erfolg der Behandlung nur schwer gegen die aufgetretenen Nebenwirkungen abzuwägen ist.

L

M

N

O

P

In dieser Tabelle finden Sie in alphabetischer Reihenfolge alle im Buch besprochenen Substanzen (*in kursiver Schrift*) sowie alle uns bekannten Handelsnamen (in geraden Schrifttypen) mit dem dazugehörigen Namen des Wirkstoffs sowie den Seiten, wo dieser Wirkstoff besprochen wird. Wenn sich der Handelsname lediglich aus dem Wirkstoffnamen und der Firmenbezeichnung zusammensetzt (z.B. Haloperidol-neuraxpharm) wird er hier nicht gesondert aufgeführt. Österreichische Handelsnamen sind durch ein (A) gekennzeichnet, schweizerische durch ein (CH).

B

C